LA RADIOTHÉRAPIE

DANS LES LEUCÉMIES

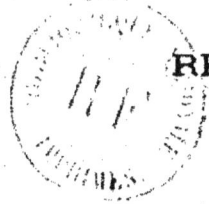

REVUE GÉNÉRALE

PAR

Edmond GRANAT

DOCTEUR EN MÉDECINE

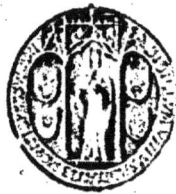

MONTPELLIER

IMPRIMERIE Gustave FIRMIN, MONTANE et SICARDI

Rue Ferdinand-Fabre et Quai du Verdanson

1936

LA RADIOTHÉRAPIE

DANS LES LEUCÉMIES

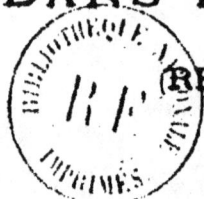

(REVUE GÉNÉRALE)

PAR

Edmond GRANAT

DOCTEUR EN MÉDECINE

MONTPELLIER

IMPRIMERIE Gustave FIRMIN, MONTANE et SICARDI

Rue Ferdinand-Fabre et Quai du Verdanson

1906

A MON PÈRE ET A MA MÈRE

A MA SŒUR ET A MON BEAU-FRÈRE

A TOUS LES MIENS ET A MES AMIS

E. GRANAT

LA RADIOTHÉRAPIE

DANS LES LEUCÉMIES

(REVUE GÉNÉRALE)

INTRODUCTION

C'est dans un journal américain (1), le 12 avril 1902, qu'on trouve, dans la littérature médicale, pour la première fois, mention de la radiothérapie appliquée à la leucémie ; mais le seul cas de leucémie vraie traité par les rayons X et cité à ce moment par Pusey, n'est pas un succès. Il faut arriver, pour cela, au 18 avril 1903 ; c'est alors que Senn, de Chicago, fait paraître dans le *New York medical Journal* une observation de leucémie lymphoïde et, le 22 août de la même année, dans le *Medical Record*, un cas de leucémie myélogène à type splénique ; ce sont là les deux premiers cas de leucémie vraie traités avec succès par la radiothérapie et encore, dans le second, il persiste un peu d'anémie.

L'élan était donné et, désormais, partout, devant les insuccès constatés des diverses médications par le fer, l'arsenic, le bromure et la moelle osseuse, dans les leucémies, la radio-

---

(1) *Journal of. Am. Med. Assoc.*, 12 avril 1902.

thérapie fut essayée et adoptée d'emblée grâce à ses bons effets.

Nombreuses sont déjà les observations publiées.

Sur les conseils de notre maître, M. le professeur agrégé Ardin-Delteil, nous les avons recherchées ; nous en avons réuni 158, et c'est leur étude qui fera notre sujet de thèse.

Nous n'avons voulu faire qu'une revue générale de la question, essayant de dégager des conclusions claires des résultats publiés.

Nous n'avons qu'un regret, c'est celui de n'avoir pu, étant pressé par le temps, consacrer à notre sujet tout le labeur qu'il eût nécessité. Nous avons été obligé d'être bref sur certains points et d'écourter, entre autres choses, la partie concernant la clinique, qui n'a pas eu, dans notre travail, toute l'étendue et tout le développement que nous aurions voulu lui consacrer.

Maintenant que notre travail est achevé et qu'il termine nos études à la Faculté de Montpellier, nous adressons tout d'abord l'expression de notre reconnaissance à tous nos maîtres, que nous remercions bien sincèrement des connaissances que leur science si élevée nous a fait acquérir, et des témoignages de sympathie dont beaucoup d'entre eux ont bien voulu nous honorer.

Mais ici, nous devons une mention spéciale à M. le Professeur-agrégé Ardin-Delteil, dont nous avons appris à apprécier, au cours de l'année que nous avons passée auprès de lui, aux consultations de l'Hôpital général, la constante bienveillance, nous dirons même une amicale sympathie pour nous, ce pourquoi nous lui sommes bien sincèrement reconnaissant.

Que M. le Professeur Imbert, qui nous a fait l'honneur de présider notre thèse, reçoive l'assurance de nos sentiments respectueux et nos remerciements pour les conseils et les documents qu'il ne nous a pas ménagés pour la rédaction de notre travail.

M. le Professeur Ducamp voudra bien accepter l'assurance que nous avons été agréablement touché de la sympathie dont il nous a fait bénéficier, eu égard aux liens d'amitié qui l'unissent à notre beau-frère, le docteur Piquot.

A M. le Professeur Galaviele, nous ne saurons assez dire notre reconnaissance pour les bons conseils qu'il nous a prodigués en maintes circonstances et les encouragements que nous avons reçus de lui aux épreuves difficiles.

A tous nous dirons merci, et, si nous éprouvons le plaisir d'en avoir terminé avec des études parfois peu attrayantes, nous avons le regret de quitter des maîtres chers et vénérés.

Tableau n° 1

	1	2	3	4	5
	Am. Journ. of med. Scienc.	*Gaz. hebd. des Scienc. méd. de Bordeaux*	*Journ. of Am. med. Associat.*	*Journ. of Am. med. Associat.*	*Journ. of Am. med. Associat.*
	1904	1904, n° 37	1904, n° 13	1904, n° 13	1904, n° 13
	Churchill	Sabrazès	Capps et Smith	Capps et Smith	Capps et Smith
Sexe - Age	Enfant m. 4 a.	H. 36 ans.	»	»	»
État au début Tumeurs	Rate.	Rate.	Rate, G. gns.	Rate, G. gns.	Rate, G. gns.
Douleurs	»	Hypoch. g. Tibias.	»	»	»
Glob. blancs. . . .	80,000	824,000	70,000	80,000	60,000
Glob. rouge. . . .	1.892.000	2.212.000	»	»	»
Hémoglobine . . .	»	45 0/0	»	»	»
État général. . . .	Fièvre.	Mauvais.	»	»	»
Technique Durée totale. . . .	Six jours.	9 séances.	12 mois.	6 semaines.	10 jours.
Succession d. S. .	»	3 par semaine.	»	»	»
Durée de ch. S. . .	»	5 minutes.	»	»	»
Rég. exposées . .	»	Rate. Sternum.	»	»	»
Dist. d. l'anti . . .	»	»	»	»	»
Qual. d. ray. . . .	»	»	»	»	»
État à la fin Tumeurs	»	Moins ferme.	Diminuées.	Pas de diminution.	Pas de diminution.
Douleurs	»	Légèrement attén.	»	»	»
Glob. blancs . . .	8.000	759	25,000	61.000	299.000
Glob. rouges . . .	1.200,000	1.929.000	»	»	»
Hémoglobine . . .	»	52 0/0	»	»	»
État général . . .	Aggravé.	Aggravé.	»	»	»
Observations	Leuc. aiguë. Mort le 7° jour.	Leuc. myélogène à forme subaiguë. Mort.	Leuc. lymphatique subaiguë. Mort.	Leuc. lymphatique subaiguë. Mort.	Leuc. lymphatique subaiguë. Mort.

Observations   Tableau n° 2

	6	7	8	9	10
	New-York med. Journ. — 1903, 18/4 — Senn	Med. Record — 1903, 22/8 — Senn	Revista medica de Sevilla — 1903, 15/11 — Senor	Med. Record — 1904, 9/4 — Bryant et Crane	Med. Record — 1904, 9/4 — Bryant et Crane
Sexe - Age	H. 53 ans.	F. 29 ans.	F.	F. 33 ans.	H. 3? ans.
État ancien — Tumeurs	Rate, Foie, G. gns.	Rate.	Rate.	Rate.	Rate.
Douleurs	Sternum.	Épiphyse.	Sternum, Épiph.	Rate, Os longs.	
Glob. blancs	208.060	»	64.800	176.000	200.000
Glob. rouges	3.875.000	»	3.500.000	3.500.000	»
Hémoglobine . . .	73 0/0	»	36 0/0	50 0/0	»
État général . . .	Anémie.	Mauvais.	Grave.	»	»
Technique — Durée totale . . .	73 s. en 3 périod.	Un mois.	Trois semaines.	Un mois.	»
Succession de S. . .	Tous les jours.	Tous les jours.	Tous les jours.	Tous les jours.	»
Durée de ch. S. . .	5 à 7 minutes.	10 à 20 minutes.	»	»	»
Reg. exposés. . . .	Abdomen, Coude.	Rate, Sternum.	Rate, Sternum.	Rate, Os longs all.	»
Dist. de l'anti. . .	3 à 4 pouces.	»	»	»	»
Qual. d. ray . . .	Tubes très durs.	»	»	»	»
État final — Tumeurs	Rate accessible.	Diminuée.	»	»	Rate normale.
Douleurs	»	Disparues.	»	Disparues.	Diminuées.
Glob. blancs	76.000	61.800	»	4.500	6.400
Glob. rouges	4.4 0.000	3.500.000	»	5.000.000	»
Hémoglobine . . .	85 0/0	36 0/0	»	»	»
État général . . .	Bon.	Anémie.	Très améliore.	Excellent.	Bon.
Observations	Leuc. lymphatique. Guérison appar. Dermatite 2 fois.	Leuc. myélogène. Succès relatif.	Leuc. myélogène. Amélioration.	Leuc. myélogène. Trait. par arsen., fer et moelle osseuse. Guérison.	Leuc. myélogène. Traitem. combiné par l'arsen., le fer et la moelle oss. Guérison.

	11 Société de Biologie — 1904, 10/5 — Guilloz et Spillmann	12 Americ. med. — 1904, 21/5 — Weber	13 Lyon Médical — 1904, n° 30 — Barjon, Cade, Nogier	14 Journ. of med. Am. Assoc. — Juillet 1904 — Grosh et Stone	15 Am. Medicine — Août 1904 — Evans
Sexe – Âge	F. 27 ans.	F. 53 ans.	H. 24 ans.	H. 44 ans.	F. 29 ans.
État au début — Tumeurs	Rate.	Rate. Foie.	Rate énorme.	Rate. Foie. Lombes.	Rate énorme. Foie.
Douleurs	»	Région splénique.			
Glob. blancs	11.200	328.000	147.000	266.250	240.000
Glob. rouges	2.725.000	2.400.000	2.790.000	2.364.000	4.200.000
Hémoglobine	»	40 0/0.		65 0/0.	60 0/0.
État général	Anémie.	Faiblesse. Album.	Mauvais.	Faiblesse progress.	Faiblesse.
Technique — Durée totale	5 mois.	2 mois, 3 mois.	3 mois.	20 séances.	125 séances, 5 mois.
Succession de S.	33 séances.	T. 1. j., 2 f. p. sem.	21 séances.	Tous les jours.	
Durée de ch. S.	5 minutes.	15 minutes.	12 minutes.		15 à 20 minutes.
Rég. exposées	Rate.	Rate.		Rate. Os.	Rate.
Dist. de l'anti.	30 à 40 centimètres.	12 pouces.	20 centimètres.		10 pouces.
Qual. d. ray.	4°, 5°, 6°, 7°.				
État à la fin — Tumeurs	Diminuées.	Diminuées.	Stationnaire.	Rate diminuée.	Diminuées.
Douleurs	»				
Glob. blancs	4.400	7.200	309.380	11.480	48.000
Glob. rouges	1.520.000	4.120.000	3.112.400	3.518.000	4.200.000
Hémoglobine	»	72 0/0.		70 0/0.	
État général	Amélioré.	Très amélioré.	Cachexie progress.	B m.	Amélioré.
Observations	Leuc. myélogène. Pigmentation de la peau. Arrête 2 mois le traitement.	Leuc. myélogène. Liqueur de Fowler avant les rayons X.	Leuc. myélogène. Mort.	Leuc. myélogène. Mort quelque temps après antécédents alcooliques. Radiodermite.	Leuc. myélogène. Matité du sommet droit.

Observations   Tableau nº 4

	16	17	18	19	20
	Am. medicine	*Loc. cit.*	*Loc. cit.*	*Münch. med. Woch.*	*Loc. cit.*
	—	—	—	1904, nº 40	—
	Evans	Capps et Smith	Capps et Smith	— Fried	Fried
État au début — Sexe - Age	H. 60 ans.	» »	» »	H. 59 ans.	F. 46 ans.
Tumeurs	Rate-Foie.	Rate énorme.	Rate.	R. et F. énormes.	Rate, Foie.
Douleurs	»	»	»	»	»
Glob. blancs	250.000	261.000	400.000	98.510	185.000
Glob. rouges	2.350.000	»	»	2.525.000	3.075.000
Hémoglobine	50 0/0.	»	»	60 0/0.	60 0/0.
État général	Faiblesse.	»	Mauvais.	Mauvais.	Mauvais.
Technique — Durée totale	36 séan., 9 séan.	»	12 semaines.	2 mois.	31 jours.
Succession de S.	T. l. j., t. l. 2 j.	»	»	5 à 10 minutes.	»
Durée de ch. S.	15 minutes.	»	»	»	»
Rég. exposées	Rate.	»	»	»	»
Dist. de l'anti.	10 pouces 1,2.	»	»	»	»
Qual. d. ray.	Tubes durs.	»	»	»	»
État à la fin — Tumeurs	R. norm., F. dimin.	Très réduite.	Très réduite.	Rate diminuée.	Rate diminuée.
Douleurs	»	»	»	»	»
Glob. blancs	12.600	10.000	46.500	22.500	14.612
Glob. rouges	3.80-0.000	»	»	3.925.000	4.150.000
Hémoglobine	80 0/0.	»	»	74 0 0	60 0/0.
État général	Très bon 1 an après.	»	Amélioré.	Bon.	Amélioré.
Observations	Leuc. myél gène.	Leuc. myélogène. Récidive 1 an après. Globules blancs de 250.000 à 9.400. Mort.	Leuc. myélogène.	Leuc. myélogène.	Leuc. myélogène.

Tableau n° 5

	21	22	23	24	25
	Medical News	*Soc. Rhin. et West-phalien. de med. int.*	*Giornale della R. A. di medicina di Torino*	*Journ. of Am. med. Assoc.*	*Münch. med. Woch.*
	1904, 5-11	1904, nov.	1904	1904, n° 13	1904, n° 24
	Cheney	Leick	Brozzolo	Brown	Ahrens
Sexe - Age	»	»	F.	H. 30 ans.	H. 21 ans.
État av. tr. Tumeurs	Rate.	Rate.	Rate énorme.	Rate. Dos. Flanc gauche.	Rate. Os bras droit.
Douleurs	»	»	»	»	»
Glob. blancs	874,000	1/6	140,000	800,000	1/1
Glob. rouges	2,808,000	1/6	2,000,000	2,600,000	1/1
Hémoglobine	47 0/0	»	»	45 0/0	»
État général	»	Mauvais.	Fièvre.	Faiblesse.	Faiblesse.
Technique Durée totale	144 séances.	»	Cinq mois.	Sept mois.	50 séances. Tous les jours.
Succession des S.	»	»	»	»	5-10 minutes.
Durée de ch. S.	5 minutes.	»	»	»	Rate. sternum.
Rég. exposées	Région splénique.	»	»	»	»
Dist. de l'anti	10 pouces.	»	»	»	»
Qual. d. ray	»	»	»	»	»
État à la fin Tumeurs	Peu diminuée.	»	Petit volume.	Diminuée.	Très diminuée.
Douleurs	»	»	»	»	»
Glob. blancs	45,000	1/105	40,000	7,801	1/525
Glob. rouges	4,000,000	1/106	4,000,000	4,600,000	1/525
Hémoglobine	75 0/0	»	»	»	»
État général	Très amélioré.	Amélioré.	Fièvre diminuée.	Bon.	Amélioré.
Observations	*Leuc. myélogène.* Dermatite.	*Leuc. myélogène.*	*Leuc. myélogène.* Myélocytes à la fin du traitement. Guérison incert.	*Leuc. myélogène.* Arsenic, fer le premier mois. A toujours travaillé.	*Leuc. myélogène.* Récidive aiguë 15 jours après. Mort.

Observations   Tableau n° 6

	26	27	28	29	30
	Gaz. hebd. des Sc. med. de Bordeaux	*Münch. med. Woch.*	*Journ. of med. Am. Assoc,*	*Deustch. med. Woch.*	*Münch. med. Woch.*
	1904, n° 12	1904, n° 48	1904, p. 571	1904, n° 49	1904
	Bergonié	Cahen	Dunn	Joachim et Kurpjuweit	Krone
Sexe - Age . . .	H. 28 ans.	H. 47 ans.	» »	F. 39 ans.	» »
État au début Tumeurs, . .	Ggns du cou et rate.	» »	Rate.	Rate.	Rate.
Douleurs, . .	»	»	»	Os.	»
Glob. blancs . .	37.820	98.650	128.000	693.000	1/8
Glob. rouges . .	4.050.000	3.925.000	4.300.000	2.500.000	1/8
Hémoglobine . .	58 0/0	»	60 0/0	40 0/0	»
État général . .	Très grave.	Mauvais.	Mauvais.	Faiblesse.	Mauvais.
Technique Durée totale . .	35 séances.	40 séances.	12 séances.	»	17 séances.
Succession des S.	»	»	Tous les jours.	»	»
Durée de ch. S.	»	8 à 15 minutes.	10 minutes.	»	»
Rég. exposées.	»	»	»	»	»
Dist. de l'anti.	»	»	»	Rate. Os.	»
Qual. d. ray.	»	»	Tubes durs.	»	Rate. Stern. Fémur.
État à la fin Tumeurs . .	R. et cou. Presque normaux.	»	Diminuée.	Diminuée.	Diminuée.
Douleurs, . .	»	»	»	»	»
Glob. blancs . .	18.600	4.375	37.000	26.000	1/20
Glob. rouges . .	Nombre normal.	4.625.000	5.541.000	4.350.000	1/20
Hémoglobine . .	72 0/0	»	65 0/0	68 0/0	»
État général . .	Très bon.	Amélioré.	Amélioré.	Amélioré.	Amélioré.
Observations . .	Lymp.-sarcomatose.	Leuc. myélogène.	Leuc. myélogène.	Leuc. myélogène.	Leuc. myélogène.

Observations   Tableau n° 7

	31	32	33	34	35
	The Lancet	*Münch. med. Woch.*	*Loc cit.*	*Münch. med. Woch.*	*Münch. med. Woch.*
	1905, 14 janvier	1905, n° 4		1905, n° 4	1905, n° 4
	Ledingham et M. Kerron	Meyer et Eisenreich	Meyer et Eisenreich	Winkler	Windel
Sexe - Age	H. 11 ans.	H. 31 ans.	F. 24 ans.	H. 31 ans.	F. 42 ans.
État au début Tumeurs . . .	Rate énorme,	Rate énorme.	Rate,	Rate, Sternum	Rate.
Douleurs . . .	»	»	Côté gauche,	»	Hypoch. g.
Glob. blancs .	231,000	142,000	410,000	»	56,000
Glob. rouges .	3,570.0,0	3,160,000	2,860,000	»	1,180,000
Hémoglobine .	80 0,0	72 0,0	40.5 0,0	»	»
Etat général .	Faiblesse.	Faiblesse.	Mauvais.	»	Faiblesse extrême.
Technique Durée totale .	Trois mois.	5 mois. [5 mois,	538 minutes.	66 séances.	21 s. et 10.
Succession de S.	Tous les jours.	T. l. j. [t. l. 2 j.	»	»	Tous les jours.
Durée de ch. S.	10 à 15 minutes.	8 à 10 minutes.	»	»	Rate. O».
Reg. exposées.	Rate, fémur, alt.	Rate et os.	»	28 centimètres.	»
Dist. de l'anti.	Cinq pouces.	»	»	3 à 44.	»
Qual. d. ray. .	»	»	»	»	»
État à la fin Tumeurs . . .	Peu diminuée.	Bien diminuée.	»	Diminuée.	Diminuée.
Douleurs . . .	»	»	»	»	»
Glob. blancs .	34,000	22,000	149,000	»	16.0,0
Glob. rouges .	4,560,000	»	4,630,000	»	2,600,000
Hémoglobine .	»	»	95 0 0	»	»
Etat général .	Très bon.	»	Bon.	»	Améliore.
Observations . .	*Leuc. myélogène.* Radiodermite.	*Leuc. myélogène.*	*Leuc. myélogène.*	*Leuc. myélogène.*	*Leuc. myélogène.* Récidive 3 mois après. Reprise.

	36	37	38	39	40
	Münch. med. Woch.	*Loc. cit.*	*Loc. cit.*	*Loc. cit.*	*Orvosi. Hetilap*
	—	—	—	—	—
	1905, nº 4				1905, 12 février
	Schieffer	Schieffer	Schieffer	Schieffer	Kornoczi
Sexe - Age	H. 14 ans.	H. 35 ans.	H. 36 ans.	H. 24 ans.	»
État au début : Tumeurs . . .	Rate. Foie.	Foie. Rate.	Foie. Rate.	Rate.	»
Douleurs . . .	»	Membre inférieur.	»	»	»
Glob. blancs . .	210.000 »	285.000	315.000	533.000	120.000
Glob. rouges . .	3.850.000	3.500.000	3.775.000	»	»
Hémoglobine .	45 0 0	78 0 0	»	»	»
État général .	Très mauvais.	Mauvais.	Faiblesse extrême.	Mort probable.	»
Technique : Durée totale . .	17 s. — 19 s.	45 séances.	»	5 mois 1/2.	»
Succession de S.	Tous les jours.	»	»	»	»
Durée de ch. S.	»	»	»	»	»
Reg. exposées .	Rate.	Rate.	»	»	»
Dist. de l'anti.	»	»	»	»	»
Qual. d. ray.	»	»	»	»	»
État à la fin : Tumeurs . . .	Diminuée.	Diminuée.	»	Diminuée.	»
Douleurs . . .	»	»	»	»	78.000
Glob. blancs . .	12.500	15.000	75.120	33.750	»
Glob. rouges . .	5.800.000	5.000.000	3.400.000	5.900.000	»
Hémoglobine .	»	»	70 0 0	»	»
État général .	Très bon.	Bon.	Excellent.	Amélioration cont.	Amélioré.
Observations . . .	*Leuc. myélogène.*	*Leuc. myélogène.*	*Leuc. myélogène.* Radiodermite. Mort 14 jours après la sortie de l'hôp. Récidive rapide.	*Leuc. myélogène.*	*Leuc. myélogène.*

Tableau n° 9

	41	42	43	44	45
	Münch. med. Woch.	*Folia. Hemat.*	*Medical. Electr. and Radiology*	*Fortschr. a. geb. d. Rentgstr.*	*Loc. cit.*
	1905, n° 9	1905, avril	1905, avril	1905, avril	
	Schleip et Hildebrant	Kœvesi	Ironside Bruce	A. Hoffmann	Hoffmann
Sexe – Age	F.	»	F. 23 ans.	H. 43 ans.	F. 24 ans.
État au début { Tumeurs . . .	Rate.	Rate.	Rate énorme.	Rate.	Rate énorme. Sternum.
Douleurs . .	Tibias.				236.000
Glob. blancs .	280.000	503.000	1.400.000	109.000	3.620.000
Glob. rouges .	3.300.000	1.760.000	2.300.000	3.810.000	55 0,0
Hémoglobine .	72 0,0	25 0/0		84 0,0	Anémie.
État général .	Faiblesse.	Mauvais.	Mauvais.	Abattement.	
Technique { Durée totale .	2 mois 1/2.	30 séan., 1 mois 1/2.	3 mois.	1 mois 1/2.	13 jours.
Succession des S.	Tous les jours.	»	Tous les jours.	»	Tous les jours.
Durée de ch. S.	10 minutes.	»	10 minutes.	»	10 minutes.
Reg. exposées.	Rate. Os.	»	»	Rate. Sternum.	30 centimètres.
Dist. de l'anti.	»	»	9 pouces.	25 centimètres.	
Qual. d. ray.	6°.	»	Tubes durs.	Tubes durs.	
État à la fin { Tumeurs .	Diminuée.	Diminuée.	Diminuée.	Bien diminuée.	Diminuée.
Douleurs .	»	»	»	»	
Glob. blancs .	28.600	56.000	42.000	1/830	1/68
Glob. rouges .	3.600.000	4.020.000	3.750.000	4.200.000	1.68
Hémoglobine .	70 0/0	75 0/0	46 0,0		
État général .	Amélioré.	Amélioré.	Bon.	Bon.	Amélioration.
Observations	*Leuc. myélogène.* Amélioration coïncidant avec l'arsenic.	*Leuc. myélogène.* Traitement sera continue.	*Leuc. myélogène.* Réapparition des règles.	*Leuc. myélogène.* Radiodermite.	*Leuc. myélogène.*

	46	47	48	49	50
	Loc. cit.	*Loc. cit.*	*Loc. cit.*	*Folia Hem.* — 1905, avril — Kleinschmidt	Thèse Mistral Montpellier 1905 — Lagriffoul et Riche
	Hoffmann	Hoffmann	Hoffmann		
Sexe - Age	F. 47 ans.	F. 9 ans.	F. 47 ans.	Rate énorme.	F. 27 ans.
État au début — Tumeurs	»	Rate.	Rate.		Rate.
Douleurs	»	»	Os.		Flanc gauche.
Glob. blancs . .	1 16	»	230.000	300.000	160.000
Glob. rouges . .	1/16	»	3.250.000	»	2.500.000
Hémoglobine . .	»	»	45 0/0	»	»
État général . .	»	»	Abattement.	»	Fièvre.
Technique — Durée totale . .	14 séances.	3 séances.	20 séances.	3 mois.	22 jours.
Succession des S.	»	»	3 f. p. sem , t. l. j.	»	3 fois par semaine.
Durée de ch. S.	»	5 minutes.	5 minutes.	»	10 minutes.
Rég. exposées.	»	»	»	»	Rate.
Dist. de l'anti .	»	»	25 centimètres.	»	»
Qual. d. ray. .	»	»	6°, 7°.	»	»
État à la fin — Tumeurs	»	»	Diminuée.	Très diminuée.	Un peu diminuée.
Douleurs	»	»	»	»	»
Glob. blancs . .	1/38	»	Pas de modifications.	16.000	25.800
Glob. rouges . .	1/38	»	Pas de modifications.	»	2.950.000
Hémoglobine . .	»	»	»	»	»
État général . .	»	»	Amélioration.	Excellent.	Bon.
Observations	*Leuc. myélogène.*	*Leuc. myélogène.* Arrêt après trois séances.	*Leuc. myélogène.* Morte de pneumonie.	*Leucémie.*	*Leuc. myélogène.*

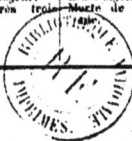

Tableau n° 11

	51	52	53	54	55
	Med. Klin.	*Fortsch. a. geb.* *der. Rœntg.*	*Loc. cit.*	*Loc. cit.*	*Loc. cit.*
	1905, II. 5	1905, B, VIII. H. 5	—	—	—
	Amsperger et Cramer	Krause	Krause	Krause	Krause
Sexe - Age	36 ans.	H. 31 ans.	H. 44 ans.	F. 22 ans.	H. 57 ans.
(État av. tt.) Tumeurs. . . .	Rate.	Rate. Foie.	Rate.	Rate. Foie. Côte gauche.	Rate. Foie.
Douleurs. . . .	Spléniques.				Rate.
Glob. blancs . .	290.000	243.000	22.000	280.000	150.000
Glob. rouges . .	4.56.000	2.950.000	4.800.000	2.400.000	2 400.000
Hémoglobine . .	70 0/0	8,8	110 0/0	40 0/0	8,8 0/0
Etat general . .	»	Mauvais.	Bon.	Faiblesse.	Faiblesse.
(Technique) Durée totale . .	20 séances.	En 8 m. 1/2 63 séance.	1 mois et demi. 840 minutes.	1 mois et demi. 3.650 minutes.	1 mois — 2 mois 1/2. En tout 2.780 minut.
Succession de S.	»	»	»	»	»
Durée de ch. S.	»	»	Rate. Os long.	Rate. Os longs.	»
Rég. exposées.	»	»	»	»	»
Diet. de l'anti .	»	35 à 40 centimètres.	»	»	»
Qual. d. ray. .	»	6 à 8.	»	»	»
(État à la fin) Tumeurs . .	Diminuée.	Forte diminution.	Bien diminuée.	Très réduites.	Très diminuées.
Douleurs . .	Diminuées.		Douleur splénique.		
Glob. blancs .	17.000	75 000	0.800	11.400	10.000
Glob. rouges .	4.700.000	5.100.000	6.900.000	4.200.000	4.600.000
Hémoglobine .	75 0/0		110 0/0	72 0/0	
Etat général .	»	Amélioré.	Amélioré.	Très amélioré.	Peu amélioré.
Observations . . .	*Leuc. myélogène.*	*Leuc. myélogène.* Albuminurie.	*Leuc. myélogène.* Amélioration existant 2 mois 1/2 encore après la cessation du traitement.	*Leuc. myélogène.*	*Leuc. myélogène.*

Observations   Tableau n° 12

	56	57	58	59	60
	Loc. cit.	*Loc. cit.*	*Münch. Med. Woch.*	*Wien. Med. Woch.*	*Centralblatt für Grenzgeb.*
	—	—	1905, n° 19	1905, n° 8	1905, n° 3
	Krause	Krause	Lommel	Schweinburg	Schlesinger
Sexe - Age	H. 51 ans.	F. 30 ans.	H. 21 ans.	» »	H. 28 ans.
État au début — Tumeurs . . .	Rate. Foie.	Rate. Foie.	Rate.	Rate énorme.	Rate.
Douleurs . . .	Sternum. Os.			Douleur splénique.	
Glob. blancs . .	550.000	310.000	554.800	1/20	220.000
Glob. rouges . .	2,900,000	3.200.000	3,188.000	1/20	5,400.000
Hémoglobine .	53 0/0	85 0/0	65 0/0		
État général .	Mauvais.	Faiblesse.	Cachectique.	Cachectique.	
Technique — Durée totale . .	10 jours p. 210 min.	20 jours.	39 séances.	29 séances.	30 séances.
Succession des S.	» »	» »	Tous les jours.	» »	» »
Durée de ch. S.	» »	» »	» »	10 à 15 minutes.	» »
Rég. exposées.	» »	Rate. Stern. Memb.	Rate. Foie. Os.	» »	» »
Diat. de l'anti.	» »	» »	25 centimètres.	15 centimètres.	» »
Qual. d. ray. .	» »	» »	» »	» »	» »
État à la fin — Tumeurs . . .	» »	Rate très diminuée.	Rate très diminuée.	Un peu diminuée.	» »
Douleurs . . .	» »	» »	» »	Disparue.	» »
Glob. blancs .	510.000	16.000	11.420	1/60	19.000
Glob. rouges .	» »	4.000.000	5.760.000	1/60	» »
Hémoglobine .	» »	98 0/0	» »	» »	» »
État général .	Pas amélioré.	Amélioré.	Très amélioré.	Amélioration.	» »
Observations. . . .	*Leuc. myélogène.* Traitem. suspendu sur désir du malade.	*Leuc. myélogène.*	*Leuc. myélogène.*	*Leuc. myélogène.*	*Leucémie (?)*

65

	61	62	63	64	65
	Loc. cit.	*Loc. cit.*	*Loc. cit.*	*Soc. méd. de Berlin*	*Münch. med. Woch.*
	—	—	—	1904, n° 49	1904, n° 48
	Capps et Smith	Capps et Smith	Capps et Smith	Grawitz	Schenk
Sexe - Age	»	»	»	»	F. 53 ans.
État du début — Tumeurs . . .	Rate, g.gns.	Rate, g.gns.	Rate, g.gns.	Foie, rate.	Rate, foie, g.gns. Sternum.
Douleurs . .	»	»	»	»	»
Glob. blancs . .	208.000	150.000	295.000	1.250.000	45.000
Glob. rouges . .	»	»	»	1.000.000	1.500.000
Hémoglobine . .	»	»	»	»	30 0/0
État général . .	»	Mauvais.	Mauvais.	Dyspnée, œdème.	Faiblesse.
Technique — Durée totale . .	16 mois.	5 mois.	8 mois.	23 séan. en 14 sem.	35 séances. Tous les jours.
Succession de S.	»	»	»	»	»
Durée de ch. S.	»	»	»	»	Rate, sternum.
Rég. exposées. .	»	»	»	»	»
Dist. de l'anti. .	»	»	»	»	»
Qual. d. ray. .	»	»	»	»	»
État à la fin — Tumeurs . . .	Diminuées.	Très diminuées.	R. norm., g.gns dim.	Disparues.	Rate diminuée.
Douleurs. . . .	»	»	»	»	32.000
Globules blancs.	16.500	4.200	6.400	8.000	Baissent.
Globules rouges.	»	»	»	2.000.000	»
Hémoglobine . .	»	Amélioration.	Amélioré.	Très amélioré.	Amélioration.
État général . .	»	»	»	»	»
Observations . . .	*Leuc. lymphatique.* Mort après 16 mois de traitement.	*Leuc. lymphatique.*	*Leuc. lymphatique.*	*Leuc. lymphatique.*	*Leuc. lymphatique.* Rechute. Mort 2 mois après le début du traitement.

— 20 —

	66	67	68	69	70
	Deuts. med. Woch.	*Wien. Klin. Woch.*	*Loc. cit.*	*Med. Klinik.*	*Loc. cit.*
	1904, n° 49	1905, n° 8		1905, n° 11	
	Joachin et Kurpjuweit	A. Herz	Hofmann	Schulze	Schulze
Sexe - Age	H. 50 ans.	H. 56 ans.	H. 64 ans.	F. 52 ans.	H. 50 ans.
État début — Tumeurs. . . .	Rate, g.gns.	Rate, foie, g.gns.	Rate, foie, g.gus.	G.gns., rate.	G.gns., foie, rate.
Douleurs. . . .	»	Sternum.		Rate.	Sternum.
Glob. blancs .	380.000	495.000	80.000	11.200	733.750
Glob. rouges .	3.200.000	1.860.000	3.600.000	3.312.000	2.210.000
Hémoglobine .	55 0/0	35 0/0	»	58 0/0	29 0/0
État général .	Grave.	»	Abattement.	»	Albuminurie.
Technique — Durée totale . .	4 semaines.	3 séances.	8 jours.	Tous les jours.	6 mois.
Succession des S.	»	»	»	6 à 7 minutes.	Tous les jours.
Durée de ch. S.	»	»	»	»	»
Rég. exposées.	»	Rate, g.gns. os.	»	»	»
Dist. de l'anti.	»	»	»	»	»
Qual. d. ray. .	»	4 à 5 H.	»	»	»
État à la fin — Tumeurs. . . .	Diminuées.	Rate variable.	»	Rate diminuée.	Diminuées.
Douleurs. . . .	»	»	»	Disparues.	»
Globules blancs	8.800	130.000	Beaucoup de lymph.	11.200	32.000
Globules rouges	1.600.000	2.075.000	»	5.530.000	3.400.000
Hémoglobine .	35 0/0	»	»	65 0/0	49 0/0
État général .	Anémie progressive.	Amélior. intermit.	»	Très bon.	Album. diminuée.
Observations. . . .	Leuc. lymphatique.	Leuc. lymphatique. Mort par pneumonie.	Leuc. lymphatique. Malade très faible. Traitement arrêté au bout de 8 jours. Mort peu après.	Leuc. lymphatique. Pas de récidive.	Leuc. lymphatique.

Tableau n° 15

	71 *Loc. cit.* — Krause	72 *Loc. cit.* — Krause	73 *Münch. med. Woch.* 1905, n° 5 — Gerber	74 *Soc. m. éd. des Hôpit.* 1905, 9 juin P. Émile Weil et Noiré	75 *Société de Biologie* 1904, 20 août Aubertins et Beaujard
Sexe - Âge	H. 51 ans.	H. 68 ans.	" "	F. 52 ans.	63 ans.
État au début Tumeurs	Ggns. Rate.	Ggns.	Ggns.	Abdomen. Ggns.	Rate. Foie. Région splénique.
Douleurs	Sternum.				
Glob. blancs	210.000	94.000		9.800	112.000
Glob. rouges	2.500.000	4.800.000		4.080.000	1.600.000
Hémoglobine	20 0/0	95 0/0			8 1/2 0/0
État général	Faiblesse générale.	Faiblesse.		Faiblesse.	Faiblesse. Fièvre.
Technique Durée totale	560 minutes.	1.060 minutes.		11 séances en 6 m. 1/2	Un an.
Succession de S.	Tous les jours.	En un mois et demi.			1 par semaine.
Durée de ch. S.	20 minutes.	5 à 10 minutes.			
Rég. exposées	Rate, ggons, os long.	ggns, os long.		Ggns.	Rate.
Dist. de l'anti.				Une teinte radiomé- tre Sabouraud	5 H.
Qual. des ray.				Dimin. ou disparues.	
État à la fin Tumeurs	"	Dimin. considér.	Disparition.		Diminuées.
Douleurs			Presque normale.		
Glob. blancs	210.000	16.400		1.800	54.000
Glob. rouges	3.500.000	6.100.000		4.670.000	
Hémoglobine	85 0/0	98 0/0			
État Général	Pas d'amélioration.	Pas d'amélioration.		Excellent.	Bon.
Observations	*Leuc. lymphoïde.* Mort par refroidis- sement et anurie.	*Leuc. lymphoïde*	*Leuc. lymphoïde.*	*Leuc. lymphocythé- mique aleucémique.*	*Leuc. myéloy.* Interruption: bron- chite, congestion pulmonaire. Récidive.

	76	77	78	79	80
	Soc. de Biologie	*Soc. méd. des Hôpit.*	*Arch. Gén. de Méd.*	*Th. Beaujard*	*Montpellier Médical*
	—	—	—	Paris, 1905	—
	1905, n° 4	1905, n° 20	1905, n° 10	—	1905, n° 9
	—	—	—	Renon, Delherm	—
	Beaujard	Beaujard	Beaujard	Beaujard	Lagriffoul et Riche
Sexe - Age	H. 35 ans.	H. 26 ans.	H. 42 ans.	F. 31 ans	F. 27 ans.
État au début Tumeurs . . .	Rate.	Rate, Foie.	Rate. Ggns.	Ggns. Rate.	Rate.
Douleurs . . .	Région splénique.	»	»	»	Ggns. inguin. à droit.
Glob. blancs . .	304.000	235.000	286.000	873.000	160.000
Glob. rouges . .	2.280.000	2.700.000	1.989.000	1.428.000	2.500.000
Hémoglobine . .	»	»	»	40 0/0	»
Etat général . .	»	Pas trop mauvais.	Mauvais.	Faiblesse.	Fièv. vesper. mauv.
Technique Durée totale . .	8 mois	23 séances.	8 mois.	»	12 séances.
Succession de S.	et 30 séances	Tous les 8 jours.	Séance hebdom.	»	3 fois par semaine.
Durée de ch. S.	»	»	»	»	10 minutes.
Rég. exposées . .	Rate, os.	Rate, os.	Rate, Ggns.	Rate. Ggns.	Rate.
Dist. de l'anti .	20 centimètres.	»	»	»	»
Qual. d. ray. .	4 H.	8 à 16 H.	4 H.	6 H.	»
État à la fin Tumeurs . .	Diminuée.	Diminuée.	Diminuées.	R. diminuée.	Diminuée.
Douleurs . .	»	»	»	»	»
Glob. blancs .	11.400	6.000	3.600	402.000	26.800
Glob. rouges .	4.300.000	3.000.000	4.240.000	1.236.000	2.260.000
Hémoglobine .	»	»	90 0/0	50 0/0	»
Etat général .	Très bon.	Bon.	Bon.	Améliore.	»
Observations . . .	*Leuc. méylog.*	*Leuc. méylog.*	*Leuc. lymphoïde.*	*Leuc. lymphoïde.*	*Leuc. myélog.* Dothienenter. concomitante Éry. ip. le à la face.

AUTRES OBSERVATIONS

81-82-83. — Leucémie (Colombo, Congrès Méd. de Rome
1903, *Münch. Med. Woch.* ; 1905, n° 1)

Trois cas de leucémie guéris par les rayons X.

Au début, habituellement, aggravation de l'état du sang,
puis amélioration.

Séances de quarante minutes : dix minutes sur le sternum,
dix minutes sur la rate, dix minutes sur les coudes, dix minutes sur les genoux.

Une cure en 120 ou 150 séances.

84. — Leucémie (Kosten, *Deuts. Med. Woch.*, 1903, n° 40.)

Un cas traité sans résultat.

85. — Leucémie myélogène (Winkler, *Loc. cit.*)

Un deuxième cas, même technique, n'a encore donné que
des résultats douteux.

86-87. — Leucémie myélogène et leucémie lymphatique
(Truck, Congrès de Wiesbaden, 12-15 avril 1905. — *Sem.
méd.* 1905, n° 16).

Deux cas améliorés par la radiothérapie, l'un myéloïde,
l'autre lymphoïde, ce dernier plus que le premier.

88. — Leucémie (LAUBE, *Fol. Hemat.*, avril 1905).

Amélioration d'un cas de leucémie par la radiothérapie, avec récidive à la cessation de traitement.

89. — Leucémie myélogène (BURGHART, Congrès de Wiesbaden, 12-15 avril 1905. — *Sem. méd.* 1905, n° 16).

Radiothérapie sur une jeune femme gravement atteinte : au bout de trois ou quatre semaines, elle pouvait reprendre son travail : la tumeur de la rate, la leucocytose avaient diminué, l'appétit était meilleur.

90-93. — Leucémie (LOSSEN, Congrès de Wiesbaden, 12-15 avril 1905. — *Sem. méd.* 1905, n° 16).

Quatre cas de leucémie traités. Un seul est mort.

94-97. — Leucémie (LENHARTZ, Congrès de Wiesbaden, 12-15 avril 1905. — *Sem. méd.*, 1905, n° 16).

Leucémie grave chez un enfant de dix ans. Rétrocession de tous les symptômes et augmentation de poids par la radiothérapie. Rechute subite ramenant le malade au taux primitif. Nouveau traitement. Amélioration passagère. Le malade meurt avec une rate et une formule leucocytaire normales.
Trois autres cas sans résultat.

98-103. — Leucémie (VON TABORA, Congrès de Wiesbaden 12-15 avril 1905. — *Sem. méd.* 1905, n° 16).

L'auteur a traité par les rayons Rœntgen sept cas de leucémie ; deux de ces malades sont morts, l'un subitement après l'application, l'autre, lentement ; deux autres patients ne furent que fort peu améliorés ; trois enfin réagirent très favorablement. Les applications ont toujours été faites sur la région splénique.

104. — Leucémie (Penzoldt, *Fol. Hemat.*, avril 1905).

Un cas très grave traité sans résultat par la radiothérapie.

105. — Leucémie ? — Quinke, *Fol. Hemat.*, avril 1905).

Dans un cas traité par les rayons X, les leucocytes diminuèrent, mais le malade finit par mourir.

106. — Leucémie myélogène. — (Sttig, *Prag. med. Woch.*, n° 51).

Après traitement d'un cas de leucémie myélogène, l'auteur a observé la régression de la rate, l'excellente influence sur la réintégration des érythrocytes et la teneur en hémoglobine, l'action à longue échéance après cessation du traitement qui fut suspendu, trois mois, en raison d'une dermatite.

107-109. — Leucémie myélogène (Senator. — *Fol. Hemat.* avril 1905).

Trois cas de leucémie myélogène traités par les rayons X. diminution de la rate, amélioration de l'état général.

110-117. — Leucémie (Von Strumpell. — *Foll. Hemat.*, avril 1905).

Radiothérapie de cinq cas de leucémie myélogène, d'un cas de leucémie spléno lymphatique, et de deux cas de leucémie lymphoïde. Amélioration considérable de l'état du sang. Augmentation de l'acide urique excrété.

118. — Leucémie myélogène (Fraenkel. — *Fol. Hemat.*, avril 1905).

Un cas sans résultat, le traitement continue.

119-120. — Leucémie (Hann. — *Fol. Hemat.*, avril 1905).

Un cas, mort après six mois de radiothérapie. Un cas amélioré, récidive à la suppression du traitement.

121-122. — Leucémie (Kraus. — *Fol. Hemat.*, avril 1905).

Deux cas de leucémie traités par les rayons X. Diminution des leucocytes et de la rate.

123. — Leucémie lymphoïde (Von Noorden. — *Fol. Hemat.*, avril 1905).

Un cas de leucémie lymphoïde est traité par le fer et l'arsenic, les hématies augmentent, les leucocytes ne bougent pas. Une scarlatine les fait baisser. La radiothérapie améliore à la fois le sang et l'état général.

123-142. — Leucémie (Holzknecht. — *Münch. Med. Woch.* 1905, n° 7).

A traité dix cas de leucémie myéloïde et dix cas de leucémie lymphoïde ; mais trois ont eu une durée trop courte pour qu'on puisse les compter.

En général, augmentation rapide, puis abaissement graduel jusqu'à la normale, relèvement de la courbe après une longue pause. Diminution de la rate jusqu'à la disparition sous le rebord costal. Diminution, jusqu'à la disparition, des ganglions. Diminution du poids du corps dans les premières semaines de 1 à 1 kilog et demi.

Croissance des globules rouges jusqu'à 3 millions. Rapide disparition des troubles dus à la tension abdominale, des douleurs dans la région splénique et dans le dos. Disparition des élévations thermiques s'il y en avait. Relèvement de l'état général. Dans quelques cas après les premières séances, vomissements, céphalée.

143-148. — Leucémie (LICHTHEIM. — *Fol. Hemat.*, avril 1905).

Six cas de leucémie traités par la radiothérapie avec résultat positif. Amélioration de l'état général. Augmentation des hématies, en même temps que baissent les leucocytes (sauf dans un cas). — Récidive quand on arrête le traitement (au bout de quatre mois dans un cas).

149. — Leucémie myélogène (RODARI. — *Deutsch méd. Woch.*, n° 10).

L'irradiation chez une femme de trente-quatre ans, avec leucémie myélogène, amena une diminution rapide de l'énorme splénomégalie et la disparition de l'état leucémique du sang.

150-151. — Leucémie myélogène (HYNEK. *Sbornick-Klinicky*. — B. IV, p. 62).

Deux cas de leucémie myélogène avec rate colossale. D'abord, amélioration de l'état général, puis diminution de la rate et amélioration du sang leucémique.

Augmentation du rapport globulaire, du nombre des polynucléaires neutrophiles et diminution des myélocytes. Variation des autres formes. Les lymphocytes diminuent pendant l'amélioration et reparaissent à la récidive.

152. — Leucémie myélogène (USTERBACHT, *Munich. Med.
Woch.*, 1905, n° 1).

A l'entrée, le malade présente une faiblesse extrême, avec
pertes de connaissance fréquentes, il a maigri de vingt livres dans les deux derniers mois.

Après six semaines de traitement : amélioration des forces, de l'appétit, augmentation de poids de huit livres. Diminution des leucocytoses, augmentation légère des globules
rouges, et remarquable diminution de la rate.

OBSERVATIONS DEVELOPPEES

153. — Leucémie lymphoïde à marche subaiguë (BEAUJARD, Thèse Paris, 1905).

Malade de 54 ans, postier.

Antécédents de famille. — Nuls.

Antécédents personnels. — Bonne santé dans l'enfance, cependant, épistaxis fréquentes, notamment au printemps.

Depuis avril 1903, quatre graves épistaxis, une hémorragie intense de l'oreille droite.

En août 1904, le malade présente des ecchymoses multiples, des hémorragies gingivales, il saigne très abondamment à la moindre écorchure.

27 août. — Faciès pâle, haleine fétide, gencives fongueuses et saignantes. Quelques ganglions cervicaux et sus-claviculaires avec tissu périganglionnaire mollasse, pseudo-lipomateux. Foie normal. Rate non perceptible à la palpation, matité d'un travers de main. Poids, 70 kilogrammes.

Sang : Gl. R., 3.130.000 ; valeur globulaire, 0.40 ; Gl. Bl., 20.000.

Polynucléaires	15
Mononucléaires	2
Lymphocytes	83

Traitement à l'arsenic, au chlorure de calcium et à l'adrénaline.

25 septembre. — Amélioration, moins d'hémorragies, toujours des ecchymoses.

Gl. R., 3.500.000 ; oxyhémoglobine, 7, 5 % Henocq.

Gl. R., 38.100 ; mononucléaires et lymphocytes, 85 %.

Globules rouges irréguliers, un normoblaste et un mégaloblaste.

9 octobre. — Gl. Bl., 40.000, avec mononucléaires et lymphocytes, 79 %.

14 octobre. — Amélioration subjective, augmentation des ganglions sus-claviculaires et axillaires. Matité splénique de deux travers de doigt, toujours des ecchymoses.

31 octobre. — Gl. R., 2.720.000 ; Gl. Bl., 53.000.

21 novembre. — Légère amélioration. Gl. R., 3.999.000 ; Gl. Bl., 71.000 ; mononucléaires et lymphocytes, 81 %.

21 décembre. — Gl. R., 2.728.000 ; Gl. Bl., 67.000.

Toujours la même tendance aux hémorragies cutanées. Dyspnée d'effort.

Le 2 janvier. — M. Labbé envoie le malade au laboratoire de M. le docteur Béclère, pour y être soumis à la radiothérapie. Le malade est très pâle, extrêmement dyspnéique ; il a dû suspendre tout travail ; nombreuses pétéchies sur le tronc et les membres ; ganglions sus-claviculaires et sterno-mastoïdiens augmentés de volume, formant des masses du volume d'une mandarine environ.

Dans les aisselles, adénopathies un peu plus petites, adénopathies moindres dans les aines.

Dans ces masses tuméfiées, les ganglions ne sont pas isolables, on les sent mal au milieu du tissu périganglionnaire infiltré. — Matité splénique; trois doigts.

Examen du sang : Gl. R., 1.930.000 ; H. 90 (Tallqvist) ; Gl. Bl., 76.400.

Polynucléaires 7

Lymphocytes 92 5

Myélocytes neutrophiles .... 0 5 %

Un normoblaste et un mégaloblaste pour 200 globules blancs.

Le traitement commence le 2 janvier, il est suivi régulièrement jusqu'au 28 février, chaque semaine, par dose de 4 H sur la rate et les ganglions ; on irradie trois ou quatre régions à chaque séance ; il y eut neuf séances ; le malade reçut 88 H. Rayons 7-9.

Le 30 janvier, après quatre séances, le malade se trouve amélioré, les adénopathies ont diminué, la dyspnée d'effort est moindre, il ne se produit plus de pétéchies ni d'ecchymoses, il n'y a pas eu d'hémorragies nouvelles.

Gl. R., 1.090.000 ; H. 50 (Tallqvist) ; Gl. Bl., 23.400.

Polynucléaires 20

Grands mononucléaires 4

Mononucléaires 8

Lymphocytes 67

Eosinophiles 1

6 février. — Déformation globulaire assez marquée ; un globule rouge nucléé pour 200 globules blancs.

L'amélioration persiste, adénopathies encore diminuées. Gl. R., 1.608.000 ; Gl. Bl., 0.000.

20 février. — Même état. Gl. R., 2.200.000 ; Gl. Bl., 5.200.

Polynucléaires 60

Grands mononucléaires 8

Mononucléaires 11

Lymphocytes 14

Eosinophiles 3

Cellules de Türck 4

Le 29 février. — La dyspnée augmente de nouveau, nombreuses pétéchies avec prurit marqué, très grande pâleur, grande faiblesse. Gl. R., 1.612.000 ; Gl. Bl., 4.800.

Le malade ne revient plus se faire traiter, il fut empêché par quelque indigestion la semaine suivante, et depuis, ne put quitter la chambre en raison de son extrême faiblesse. Le 21 mars, il était mourant ; dyspnée marquée, pas de fièvre, délire tranquille, pas d'œdème. L'examen du sang donnait : Gl. R., 1.218.000 ; H., 30 ; Gl. Bl., 18.300.

Polynucléaires	78 5
Grands mononucléaires	1 1
Mononucléaires	9 8
Lymphocytes	7 4
Cellules de Türck	3
Mastzellen	0 2

Mégaloblaste, 0,55. Normoblaste, 1,75 pour 100 globules blancs. Poïkilocytose et polychromatophilie très intenses.

Le malade meurt dans la nuit.

151. — Leucémie myélogène (BEAUJARD, Thèse Paris, 1905).

Malade 63 ans. Rentre à l'hôpital pour une faiblesse croissante qu'il remarque depuis neuf mois environ.

Peu à peu, son ventre a grossi. Une dyspnée d'effort s'est installée, les digestions sont pénibles, accompagnées de tiraillements dans la région splénique.

D'ailleurs, dans les derniers mois, l'appétit est considérablement diminué, et, de temps à autre, il y eut un peu de diarrhée. Le malade a maigri beaucoup, en même temps que son ventre grossissait et que les jambes s'infiltraient d'œdème.

Au 18 février, lors du premier examen, on trouve le foie un peu gros, débordant les fausses côtes. Une rate très volumineuse, atteignant la ligne médiane et descendant jusqu'à deux doigts du pubis. Rien au poumon, au cœur, souffle systolique. Léger œdème des jambes, un peu d'albumine. L'examen du sang donne : Gl. R., 1.699.000 ; H. 8 1/2 (Malassez) ; Gl. Bl., 9.900, dont 50 % myélocytes. M. Vaquez porte le diagnostic de leucémie myélogène et institue le traitement par l'arsenic et par l'opothérapie splénique.

Il n'y a pas d'amélioration : les globules blancs sont à 121.000 le 3 mars, à 112.000 le 16 avril.

Depuis le commencement d'avril, l'état du malade s'est aggravé, la rate a augmenté de volume, atteint le pubis et dépasse la ligne médiane.

La fièvre s'installe avec des frissons de plus en plus forts et de plus en plus répétés ; ils deviennent quotidiens vers le 15 avril, avec ascensions thermiques à 39°-39°5.

M. Vaquez décide de soumettre le malade à la radiothérapie dans le laboratoire de M. Béclère. Du 28 avril au 26 mai, six séances hebdomadaires de 5 H suivies de radiodermite.

Dès la première séance, les frissons disparaissent, le malade se sent beaucoup mieux. Au bout de quinze jours, la tumeur splénique semble diminuée, l'ombilic qui était déplissé et saillant est actuellement affaissé.

Les forces vont en augmentant, la température n'atteint que très rarement 37°8. La diminution de la rate est bien nette. Plus trace d'œdème aux jambes.

Le traitement est interrompu jusqu'au 30 juin. Il est repris alors régulièrement par doses hebdomadaires de 4 H, toujours sur la rate, jusqu'au 7 décembre.

3 novembre. — L'état général est extrêmement amélioré, le malade vient seul au laboratoire, le poids est de 85 kilogrammes, en augmentation de 15 kilogrammes sur le poids de début du traitement. Le tour de taille à l'ombilic a

diminué de 28 centimètres. La rate, très diminuée, ne déborde les fausses côtes que d'un travers de main.

Le traitement continue sur la rate, soit devant, soit derrière, à la même dose, jusqu'au 7 décembre ; on l'interrompt alors, en raison d'une assez forte radiodermite. Le bon état général s'est maintenu.

9 février. — Gl. R., 51.000.

Polynucléaires neutrophiles	68 79	— 5 % dégén.
Forme de transition neutro....	5 40	
Myélocytes neutrophiles	21 35	— 32 % d.
Polynucléaires éosinophiles	0 98	
Myélocytes éosinophiles	1 22	
Cellules de Türck	0 49	
Lymphocytes	1 77	

Un normoblaste par 100 leucocytes.

On ne revoit pas le malade jusqu'au 13 avril 1905. Il revient alors parce qu'il a de nouveau des frissons avec élévation thermique à 39°5. La rate est hypertrophiée. Le malade est assez affaibli. Doses de 4 H sur la rate, en avant et en arrière.

20 avril. — La fièvre a disparu de nouveau, l'état général n'est pas très amélioré, la rate encore grossie. On fit encore trois nouvelles séances hebdomadaires de radiothérapie, toujours sur la région splénique. Le malade présenta alors de la bronchite, avec congestion pulmonaire et le traitement a été interrompu.

155. — Leucémie myélogène (BEAUJARD, Th. Paris 1905).

F..., terrassier, âgé de 26 ans.

Antécédents héréditaires. — Parents bien portants. Rien à noter.

Antécédents personnels. — Le malade ne se souvient pas d'avoir été malade dans son enfance. Au régiment, il eut la rougeole avec albuminurie.

Pas d'autres maladies ; en particulier, pas de syphilis, pas de signes d'éthylisme. Epistaxis assez fréquentes dans l'enfance.

Le premier symptôme de l'affection actuelle fut l'augmentation du volume du ventre dont le malade commença à s'apercevoir vers le mois de février 1903. Peu à peu, les forces diminuent, il s'établit une dyspnée d'effort, d'abord peu marquée, puis de plus en plus forte ; l'appétit diminue petit à petit, et, vers le mois de mars 1904, le malade constate un peu d'œdème des jambes ; il dut cesser son travail en avril 1904.

A cette époque, il présenta des vomissements incessants chaque fois qu'il essayait de manger : il dut entrer à l'hôpital d'Etampes où il resta trois mois ; le docteur Pasturaud qui le soigna, constata à cette époque, de l'albuminurie. Sous l'influence du repos et de la médication interne, l'état s'améliora, l'œdème des jambes, les vomissements disparurent, le malade reprit un peu d'embonpoint, mais le ventre reste gros, les forces n'augmentent guère et la dyspnée d'effort persiste.

Le malade fut envoyé à Paris et resta deux mois dans le service du docteur Cuffer, où l'on constata encore de l'albuminurie ; il fut soumis, pendant ce temps, à des injections de cacodylate de soude, mais sans aucun effet sur le volume de la rate.

Il est envoyé, le 9 décembre 1904, à l'hôpital St-Antoine, dans le service du docteur Béclère, pour être soumis à la radiothérapie.

C'est un sujet de haute taille, un peu grêle, pâle, aux muqueuses un peu décolorées, mais pas très amaigri ; ce qui frappe, c'est le volume considérable du ventre projeté en avant et la cambrure lombaire qui en résulte.

Le ventre est rempli par une masse solide qui est la tumeur splénique : elle est dure, pas douloureuse, remplit toute la moitié gauche de l'abdomen, descend jusqu'à la crête iliaque et au ligament de Poupart, déborde la ligne médiane d'un bon travers de main sur la droite. La longueur verticale mesurée suivant la ligne mammillaire, est de 38 centimètres : la largeur, à la hauteur de l'ombilic, est de 30 centimètres. Le périmètre abdominal à ce même niveau est de 99 centimètres.

Le foie déborde d'un travers de doigt le rebord costal et ne paraît pas très volumineux.

Rien d'anormal dans le thorax, rien aux vaisseaux du cou.

Pas de troubles oculaires. Pas de sensibilité à la pression du sternum ou des os.

Aucune hypertrophie ganglionnaire.

On trouve encore de l'albumine dans l'urine et un peu d'œdème des jambes le soir.

L'appétit est assez bon, pas de troubles digestifs. La température est subnormale, elle oscille entre 37° et 38°.

L'examen du sang du 9 novembre nous donne 2.700.000 Gl. R. et 236.000 Gl. Bl., dont 25 % de myélocytes, permet d'affirmer le diagnostic de leucémie myéloïde.

19 novembre. — Gl. R., 2.676.000 ; Gl. Bl., 244.800.

Polynucléaires neutrophiles 64
Myélocytes neutrophiles 23
Polynucléaires éosinophiles 1
Mononucléaires 12
Un globule rouge nucléé pour 200 globules blancs.

On commence la radiothérapie sur la rate le 19 novembre. A cet effet, la surface splénique fut divisée en secteurs à l'aide de lames de plomb et irradiée tous les huit jours, la dose varie de 8 à 16 H. Rayons 8-10. Puis on irradie la rate et les os à la fois, à partir du 45ᵉ jour. La réaction cutanée n'a jamais dépassé l'érythème, d'ailleurs assez fort et suivi de pigmentation marquée. Dès la quatrième séance (40 H), le malade se trouve mieux. Appétit excellent, augmentation des forces, diminution de la dyspnée d'effort.

La diminution de la rate ne fut guère bien visible qu'au bout d'un mois, bien qu'à la mensuration, on put la constater; on s'explique aisément que la paroi abdominale distendue revenant sur elle-même au fur et à mesure de la diminution de l'organe, les rapports, par exemple, de l'ombilic et du bord splénique antérieur aient peu changé.

Du 5 au 30 janvier, le malade fit une infection d'allure grippale avec angine et courbature au début, puis symptômes de rhumatisme articulaire subaigu : à cette occasion, il présente sans grande douleur une augmentation de volume considérable du testicule, qui régressa petit à petit ; nous avons pensé qu'il s'agissait sans doute d'une thrombose des veines du cordon. La fièvre qui accompagnait cette infection fut de 39°, 39°5 au début ; elle retomba en lysis et disparut vers le début de février.

La radiothérapie fut interrompue quatre semaines ; le volume de la rate augmente un peu et les globules blancs passent de 163.000 (2 janvier), à 51.000, diminution commune au cours des infections dans les leucémies.

Le malade se remet assez vite : l'albumine, qui avait reparu, disparaît complètement.

Au 1ᵉʳ février, la rate mesure 20 centimètres × 16, le tour de taille est de 87 centimètres. La diminution de la rate et du chiffre des leucocytes continue alors progressivement, en même temps que persiste l'amélioration générale.

Le 11 avril, la rate mesure 15 × 13. Tour de taille, 81 cenlimètres. Poids 82 kil. 700. Variation de 1.600 grammes, malgré la réduction formidable de la rate et la disparition de tout œdème.

Le 22 avril, angine pultacée, avec deux jours de fièvre à 40°.

28 avril : Gl. R., 3.036.000 ; H. 100 ; Gl. Bl., 26.500.

Polynucléaires neutrophiles	86
Myélocytes neutrophiles	3 5
Grands mononucléaires	2 5
Mononucléaires	7
Lymphocytes	1

Un globule rouge nucléé pour 500 globules blancs.

Le 30 avril, apparition d'une pneumonie sévère du poumon gauche avec albuminurie marquée.

Le traitement ne fut interrompu que cinq semaines. La rate recommence à grossir, mais les leucocytes restent stationnaires.

Le traitement a été repris, et le volume de la rate a diminué de nouveau. Le 30 mai, ses deux axes mesurent 19 × 12 centimètres. Tour de taille, 84 centimètres. Le malade a sensiblement maigri, 74 kil. 200 ; encore quelques traces d'albumine.

Malgré sa récente pneumonie, il se sent plus fort et moins dyspnéique qu'à son entrée.

29 mai. — Gl. R., 3.000.000 ; Gl. Bl., 6.000.

Polynucléaires neutrophiles	80
Myélocytes neutrophiles	3
Polynucléaires éosinophiles	1
Polynucléaires basophiles	80
Grands mononucléaires	1
Mononucléaires	10
Lymphocytes	4

Un globule rouge nucléé pour 200 globules blancs.

En l'espace de six mois, il a absorbé à la peau 300 unités H, dont 238 sur la région splénique, le reste réparti sur tout le système osseux du corps (vingt-trois séances).

Au 9 juin, le poids est remonté à 77 kil. 400, les globules rouges à 3.430.000, avec 90 % d'hémoglobine et 5.400 globules blancs.

Pendant toute la durée du traitement, la réaction de la peau a été un assez fort érythème, avec pigmentation consécutive. Il nous est arrivé deux fois de produire des phlyctènes dans la région splénique.

25 juin. — Le malade, actuellement en province, va bien ; il n'a plus trace de radiodermite.

156. — Leucémie myélogène (BEAUJARD. Thèse Paris, 1905).

B..., boulanger, âgé de 35 ans.

Antécédents héréditaires. — Rien à noter.

Antécédents personnels. — Pas de maladie dans l'enfance. Classé dans les réserves auxiliaires pour hernie droite. Pas de syphilis. Pas d'éthylisme.

Les premiers symptômes remontent à décembre 1903 : ils consistaient en augmentation du ventre avec sensation de faiblesse croissante, et quelques érections intempestives. C'est à l'occasion d'une crise de priapisme qu'il consulta un médecin et que la splénomégalie fut constatée, 21 février 1904. Le médecin traitant a publié l'observation de ce début de la maladie (1), en insistant sur le syndrome, qu'il appelle priapisme de la grosse rate et sur l'heureux effet du débridement des corps caverneux, qui mit fin à une érection prolongée pendant vingt et un jours. L'examen du sang lui

---

(1) *Bulletin Médical*, 1904, n° 12.

montra, dans la suite, l'augmentation de leucocytes ; le ventre continua à grossir, les forces diminuèrent de plus en plus, il s'établit un peu d'œdème des membres inférieurs, le tout, en dépit du traitement par le fer et par l'arsenic.

En fin septembre 1901, nous voyons le malade pour la première fois. C'est un homme pâle, aux traits tirés, au ventre extrêmement volumineux ; la paroi abdominale est œdémateuse, l'empreinte de la ceinture et du bandage herniaire s'y imprime profondément ; il existe également de l'œdème des jambes remontant au genou. Le malade se plaint de faiblesse et d'essoufflement au moindre effort, l'appétit est extrêmement diminué depuis deux mois, les digestions sont pénibles, sans vomissements, par de constipation ; de temps en temps, crises de diarrhée.

Huit jours avant l'entrée, le malade a éprouvé des douleurs très vives dans l'hypocondre gauche, qui ne se sont pas reproduites depuis.

A l'examen, on ne trouve rien d'anormal à la poitrine. La palpation du ventre fait reconnaître la tumeur splénique, qui est cachée en haut sous le rebord costal, s'appuie en bas sur la fosse iliaque, remplit toute la moitié gauche de l'abdomen et s'étend à droite jusqu'à six centimètres de l'ombilic ; en arrière, elle remplit toute la fosse lombaire. La tumeur est tout à fait immobile, dure, indolente.

Le foie déborde légèrement les fausses côtes. On trouve dans l'urine une petite quantité d'albumine.

L'examen du sang donne, le 30 septembre :

Gl. R., 2.280 ; Gl. Bl., 305.000, dont :

Polynucléaires neutrophiles 37
Formes de transition neutrophiles 10
Myélocytes neutrophiles 41
Polynucléaires éosinophiles 2

Myélocytes éosinophiles 3 4
Mastzellen polynucléaires 1
Mastzellen myélocytes 3
Lymphocytes ....,........ 0 6
Grands mononucléaires 2
Un normoblaste pour 400 globules blancs.

Le malade est soumis à la radiothérapie et reçoit 4 H sur la région splénique, 20 centimètres de distance, par séance hebdomadaire, la sixième séance le 3 novembre. Dès les premiers jours qui suivent les premières séances, le malade se sent mieux, la sensation de tension abdominale diminue, les digestions sont plus faciles et l'appétit augmente, alors qu'il est impossible de noter la moindre diminution de la rate et que les globules blancs sont en période d'augmentation. Leur chiffre reste pendant trois semaines (numérations au moins bi-quotidiennes), environ 50.000 au-dessus du taux primitif, le dépassant parfois de 150.000. Du 1er au 6 novembre, le malade reste à peu près constamment aux environs de 50.000 de diminution sur le chiffre du début.

À partir du 7 novembre, l'irradiation porte sur les os, le malade reçoit quatre séances jusqu'au 17 novembre. À noter quelques tiraillements et quelques douleurs dans la région splénique, après ces séances. À cette époque, bien que les leucocytes soient toujours à 250.000, l'amélioration de l'état général est telle que le malade rentre dans son village.

Les Gl. R. sont à 2.640.000
Les Gl. Bl. sont à 252.000
Polynucléaires neutrophiles 53
Formes de transition neutrophiles 13
Myélocytes neutrophiles 23
Polynucléaires éosinophiles 2

Myélocytes éosinophiles 1

Mastzellen polynucléaires 5.7

Mastzellen myélocytes 0.3

Lymphocytes 2

Normoblaste : 1 pour 300 globules blancs.

La rate mesure 25 × 18, elle est très mobile, et atteint l'ombilic sans le dépasser. Plus d'œdème ni d'albumine.

Depuis cette époque, les séances sont hebdomadaires et sont de 12 à 20 H réparties sur la rate et les os jusqu'à la fin du mois ; les globules blancs diminuent lentement avec quelques oscillations.

Le malade a repris son travail depuis le mois de février, son état général est excellent, il n'y a pas eu d'autre accident au cours du traitement qu'une légère radiodermite avec phlyctènes, qui a guéri en huit jours, à la région de l'aine gauche, et à la face externe des deux genoux. Nous avons fait deux séances, en avril et en mai.

Le 28 avril, l'examen du sang donne :

Gl. R. 4.300.000

Gl. Bl. 11.400

Polynucléaires neutrophiles 81

Polynucléaires éosinophiles 1

Mastzellen polynucléaires 2

Grands mononucléaires 3

Mononucléaires 9

Lymphocytes 9

Pas de myélocytes ni d'hématies nucléées.

Pas de myélocytes ni d'hématies nucléées.

Séance le 18 mai. Gl. Bl. à 12.000.

Au total, le malade a reçu 315 H environ à la peau, en trente séances.

157. — Leucémie lymphoïde (BEAUJARD. — Thèse, Paris 1905)

Joseph M..., âgé de 42 ans, surveillant de cuisson dans une tuilerie.

Antécédents héréditaires. — Deux sœurs mortes en bas âge ; frères et mère bien portants ; père mort de pneumonie ; femme et enfants bien portants.

Antécédents personnels. — Rien à noter en particulier, ni syphilis, ni éthylisme.

Les premiers symptômes de la maladie semblent remonter à 1901. A cette époque, au huitième jour d'une angine fébrile que le malade attribue à un refroidissement, il se produit, en l'espace de cinq jours, une adénopathie considérable des ganglions du cou et des ganglions de l'aisselle, les ganglions inguinaux furent très légèrement pris. Les ganglions diminuent ensuite de volume, mais tout en restant bien perceptibles.

Dès cette époque, le malade a remarqué quelque chose de dur dans l'hypocondre gauche ; il semble bien que ce fut déjà la rate grossie et non douloureuse.

En octobre 1903, nouvelle poussée angineuse avec tuméfaction des amygdales, surtout à gauche, sans exsudat sur les tonsilles ; en même temps les ganglions du cou et de l'aisselle grossissent de nouveau, les ganglions inguinaux sont peu touchés.

Le malade fut traité par la liqueur de Fowler et les ganglions inguinaux diminuent en deux mois. L'état général est plus atteint, il existe de l'amaigrissement ; cependant le malade continue à travailler jusqu'en juillet 1904.

Mais pendant toute cette période, les ganglions persistent, un peu plus gros qu'avant la première poussée. La rate va en grossissant, l'état général est moins bon, l'appétit a diminué, le malade se fatigue vite, s'essouffle facilement.

Le 25 juillet 1904, il fut pris d'une diarrhée intense qui dura cinq jours, accompagnée d'une douleur vive dans la région splénique qui dura jusqu'au 13 août. Le médecin constata la tumeur splénique et fit transporter le malade à l'hôpital.

Le 13 septembre, le malade entre dans le service de M. M. Labbé. Actuellement le malade n'a plus de diarrhée, les selles sont régulières, la douleur splénique totalement disparue ; il ne se plaint que d'un peu de dyspnée d'effort, l'appétit est rétabli.

Le ventre est très volumineux, et l'augmentation date de juillet 1904. A gauche, on sent la rate énorme formant voussure, atteignant l'ombilic et descendant en bas jusqu'au ligament de Poupart et à la crête iliaque. Le foie, un peu gros, déborde le rebord costal de un à deux travers de doigt.

De chaque côté du cou, des masses formées de ganglions plus ou moins isolables, chacun gros comme une noisette, atteignent, dans leur ensemble, le volume d'une pomme ; la partie principale occupe la région sterno-mastoïdienne supérieure, mais il existe des chaînes ininterrompues le long des maxillaires jusqu'à un gros ganglion sous-mental médian, et, en bas, le long du sterno-mastoïdien et du trapèze, jusqu'au groupe sus-claviculaire également tuméfié ; dans les aisselles, masses analogues de la grosseur d'une mandarine.

Quelques ganglions aberrants le long du bord inférieur du grand pectoral, petits ganglions épitrochléens ; ganglions inguinaux du volume d'un œuf.

Un peu d'œdème des jambes. Pas de troubles oculaires. La langue est pâle, les amygdales volumineuses, étalées, d'aspect cérébroïde : à noter qu'en raison de leur volume elles ont déjà été excisées. L'examen du thorax montre une légère submatité le long de la colonne vertébrale, à la hauteur du hile, avec un léger souffle et du retentissement de la

voix à droite. Rien aux sommets ni aux bases. Rien en avant,
pas de souffle au cœur, mais un peu d'accentuation au deuxième bruit à l'artère pulmonaire. Pas de souffle vasculaire
du cou. Légère albuminurie. Le poids qui était de 84 kilogrammes en avril est de 76 kilogrammes.

L'examen du sang donne :

Oxy-hémoglobine (Henocq)	5 %
Gl. R.	1.969.000
Gl. Bl.	286.000
Lymphocytes........................'...	91
Mononucléaires	7
Polynucléaires	2

Le diagnostic de leucémie lymphoïde est fait et le malade
est soumis au traitement arsénical, injection sous-cutanée de
carodylate de soude. Malgré ce traitement, le chiffre des
globules blancs continue à s'élever et nous trouvons dans les
quinze jours qui suivent : 313.000, 315.000 et 319.000 globules blancs sans modification du pourcentage, et les globules rouges restent stationnaires à 2.000.000 environ. L'appétit est bon. La dyspnée, l'œdème déjà persistent, ainsi
que l'albuminurie.

Le poids est remonté à 80 kilogrammes.

La radiothérapie est commencée le 3 octobre, tout d'abord
uniquement sur la rate ; elle sera continuée par séances hebdomadaires. Dans les jours qui suivent, l'état général reste
bon.

3 octobre. — Gl. R., 2.130.000 ; Gl. Bl., 319.800.

Lymphocytes	98
Mononucléaires	0 5
Polynucléaires	1 5

Après la deuxième séance, le malade éprouve douleurs,

tiraillements, dans la région splénique, dès le soir. Reste couché deux jours ; les douleurs disparaissent. Les globules blancs ont baissé de 100.000. Le lendemain de la troisième séance, quelques tiraillements, mais moins intenses ; le malade ne se couche pas.

1er novembre. — Gl. R. 2.124.000 ; Gl. Bl. 126.000.

Lymphocytes 97
Grands mononucléaires 1
Polynucléaires 2

Le soir de la cinquième séance, quelques tiraillements encore, mais peu marqués ; la dysphagie, légère d'ailleurs, observée depuis quatre ou cinq jours, est morl diminuée dès le lendemain.

Rate considérablement diminuée. Les 4 et 5 novembre, quelques tiraillements au bord supérieur de la rate.

La sixième séance, le 8 novembre, a porté sur la rate et sur chacun des deux côtés du cou ; le lendemain, le malade se plaint de douleurs vagues dans les ganglions cervicaux-mastoïdiens gauches, douleurs lombaires avec sensation de fatigue, langue un peu saie, amygdales toujours grosses, mais pas spécialement rouges.

Le 16 novembre, 24 heures après l'irradiation, il paraît manifeste que dans tous les groupes irradiés les ganglions sont plus mous et plus facilement isolables les uns des autres.

Le 26 novembre, le malade a ressenti, dans les deux aisselles et dans les régions parotidiennes, des tiraillements qu'il compare spontanément à des fils qui seraient distendus ; la diminution de volume des ganglions a été extrêmement rapide et considérable dans ces derniers jours.

Le 29 novembre, les ganglions des deux aisselles, et même du cou, n'ont pas varié de volume, mais paraissent d'une consistance moins ferme.

3 décembre. — Gl. R. 2.810.000 ; Gl. Bl. 9.000.

Lymphocytes	88.5
Mononucléaires	0.5
Polynucléaires	10
Eosinophiles	1

Le 19 décembre, les ganglions parotidiens du côté droit paraissent augmentés ; du côté gauche, au contraire, il y aurait diminution, aussi bien dans les ganglions parotidiens que dans les ganglions cervicaux et sus-claviculaires.

Le 21 décembre, les ganglions parotidiens droits ont diminué.

Le 24 décembre, le lendemain de la séance (13 H), à cinq heures du soir, le malade, étant assis, éprouve une douleur subite et assez vive dans le flanc gauche, avec sensation de pesanteur sur la vessie et irradiation dans le testicule gauche.

Il se lève pour aller uriner, et dans ce trajet, il a la sensation de quelque chose qui se rompt : en même temps, il lui semble que sa rate se déplace en avant ; les douleurs ont continué très vives pendant une grande partie de la nuit et n'ont cessé que vers quatre heures du matin ; quelques vomissements vers cinq heures et demie du soir, pas de diarrhée la nuit et deux selles diarrhéiques dans la journée du 25.

Le 25, le malade se sent assez bien, il a cependant quelques coliques dans la journée.

La rate semble très diminuée de volume, toutefois il faudrait tenir compte pour la dimension horizontale du déplacement possible de la rate en bas.

Les 17, 18, 19 janvier, diarrhée avec coliques assez fortes, tiraillements au niveau de la rate.

30 janvier. Gl. R. 3.132.000. H. 80 (Tallqvist) ; Gl. Bl. 3.000.

Lymphocytes 25.5
Mononucléaires 16.5
Polynucléaires 53
Eosinophiles .... 5 .

Les 1er et 2 février, coliques. Etat général meilleur. Glycérophosphate depuis huit jours.

13 février, pas de coliques pendant la semaine et pas de diarrhée ; le groupe des ganglions sous-maxillaires droits irradiés est entièrement diminué.

Le 20 février, un peu de stomatite sur la gencive inférieure à partir du lendemain de la séance du 13 février et pendant quatre jours, guérit rapidement par gargarisme de salicylate de soude — (A comparer avec accident analogue survenu vers le 1er décembre, à la suite de l'irritation des ganglions sous-maxillaires) — Quelques douleurs dans les articulations.

Très légères coliques le 21 février ; encore quelques douleurs dans les coudes et les omoplates (pas de diarrhée).

Le 6 mars, la rate parait un peu diminuée.

13 mars.— A partir du lendemain de la vingt et unième séance, 7 mars, le malade a été pris de coliques et de diarrhée qui ont été en augmentant : le maximum a été le quatrième et le cinquième jour (10 selles dans les 24 heures, avec un peu de sang dans les matières), puis ont été en diminuant, après absorption de bi-muth. — Légère gingivite (inférieure) du sillon gingivo-génien.

Les 8 et 10 avril, la radiothérapie a porté sur les os et le sternum.

Le 22 mai, on sent encore quelques petits ganglions, gros comme de petites noisettes, dans les deux régions sus-claviculaires et dans les régions sous-maxillaires, surtout à gauche. La rate parait un peu plus grosse 17 × 13.

Au 3 juin, le malade, qui a recommencé à travailler depuis cinq semaines, se trouve bien ; les ganglions du cou ont diminué et sont à peine perceptibles. L'hypertrophie des amygdales a disparu. La rate a diminué également. L'aspect est bon, les forces augmentent : il n'y a plus d'œdème des jambes le soir, ni d'albumine dans l'urine. Le poids est de 80 kil. 100.

3 juin, Gl. R. 4.250.000 ; H. 90 ; Gl. Bl. 3.000.

Lymphocytes	18
Mononucléaires	14
Polynucléaires	58
Eosinophiles	5
Cellules de Türck	5

Le 9 juin, le bon état du malade persiste.

Pendant tout le traitement, la réaction de la peau n'a pas dépassé l'érythème, suivi d'assez forte pigmentation.

Le malade a reçu au total 291 H en vingt-quatre séances.

Les dix-neuf premières séances ont eu lieu régulièrement chaque semaine. Les cinq dernières (76 H) ont eu lieu le 6 mars, les 3 et 10 avril, le 22 mai et le 3 juin.

Les quatre premières séances de 4 H ont été faites sur la rate ; les autres réparties sur la rate et les ganglions ; deux séances sur la moelle osseuse (39 H).

158. — Leucémie lymphatique (MM. L. Rénon et L. Tixier. — *Société médicale des Hôpitaux*, 10 novembre 1905).

A. S..., trente et un ans, concierge, entre dans le service pour une anémie très intense accompagnée d'une faiblesse extrême.

La malade ne donne aucun renseignement intéressant sur

ses antécédents héréditaires ou collatéraux ; elle a perdu un enfant de 22 mois de méningite. Elle n'a eu aucune maladie dans l'enfance ; réglée à treize ans. Deux accouchements normaux à 23 ans et à 27 ans.

Il y a cinq ans (1899), elle fut soignée pendant quelques semaines pour un état anémique accompagné de troubles gastro-intestinaux et de céphalée.

En 1902, elle eut une pleurésie droite, guérie sans thoracenthèse. La malade n'a jamais eu d'hémorragies, mais depuis cette époque, l'anémie et les troubles gastro-intestinaux se sont accentués.

En janvier 1903, elle remarque un petit ganglion sous-maxillaire, puis une hypertrophie des ganglions cervicaux (1904) et, deux mois après, une hypertrophie des ganglions axillaires. La rate a beaucoup augmenté de volume.

A l'examen (avril 1905), on est en présence d'une malade extrêmement pâle et tellement affaiblie qu'elle est incapable de monter les escaliers. La malade accuse un bourdonnement d'oreilles, un affaiblissement de la vue et une céphalée très intense.

Les ganglions du cou forment des masses irrégulières bilatérales, de la dimension du poing, gênant beaucoup les mouvements. Toutes les chaînes ganglionnaires de la région cervicale se dessinent sous la peau.

Les ganglions axillaires et inguinaux sont également volumineux (volume d'une orange). La rate forme une tumeur dure, régulière, mobile, descendant jusqu'au voisinage de l'ombilic. Les amygdales sont hypertrophiées. Dyspnée assez accusée.

Examen du sang :

Gl. R.	1.423.000
Gl. Bl.	873.000
Hémoglobine (Tallqvist)	40 %
Lymphocytes	99.5 %

Le traitement radiothérapique est pratiqué par le docteur Delherm. Une séance par semaine (entre 4 et 6 H par semaine).

Pendant une première période (6 avril au 17 juillet), les irradiations portent sur les ganglions et sur la rate. Les globules blancs diminuent progressivement de 873.000 à 130.000. L'hémoglobine oscille entre 40 % et 60 %. Les globules rouges passent de 1.428.000 à 940.000. Le pourcentage des globules blancs ne subit aucune modification notable. La rate a diminué considérablement de volume, elle déborde seulement de deux travers de doigt les fausses côtes. Les ganglions ont diminué de moitié, sauf les ganglions inguinaux et axillaires.

L'état général est très amélioré : la malade se lève et commence à faire quelques pas dans la salle. Les mouvements de la tête sont plus faciles : il n'existe plus de dyspnée.

Cependant la température se maintient toujours entre 37 et 38 degrés, depuis le commencement de juillet.

Durant une seconde période, les irradiations portent sur la moelle osseuse (tiers supérieur du fémur, épaules, genoux), du 17 juillet au 30 août.

Les globules blancs passent de 94.000 à 76.000, puis remontent à 116.000 ; l'hémoglobine reste à peu près stationnaire à 60 % ; les globules rouges baissent de 1.190.000 à 890.000 pour remonter à 1.020.000.

L'équilibre leucocytaire ne subit aucun changement : 98,8 % de mononucléaires. Les lymphocytes sont de dimension plus réduite, les autres formes de mononucléaires (moyens mono., grands mono.) sont devenus exceptionnels. Enfin, après les premières séances de radiothérapie sur la moelle osseuse, on note une augmentation des normoblastes et surtout des noyaux libres de normoblastes.

La rate ne déborde presque plus les fausses côtes ; les ganglions cervicaux, axillaires et inguinaux ont beaucoup diminué. L'état général serait assez satisfaisant si la température n'oscillait chaque jour entre 38 et 39 degrés.

Pendant une dernière période de la maladie (30 août au 8 octobre), le traitement radiothérapique a été supprimé. En effet, l'état général s'est brusquement aggravé en quelques jours et il a été impossible de conduire la malade chez le Dr Delherm.

Les globules blancs tombent de 116.000 à 34.000 (3 octobre), pour remonter à 81.000 la veille de la mort. L'hémoglobine s'abaisse progressivement de 690 % à 30 %. Les globules rouges passent de 980.000 à 750.000. Il faut parcourir plusieurs préparations pour rencontrer un polynucléaire ; on ne voit que des lymphocytes, petits et opaques, surtout dans les jours qui précèdent la mort.

La matité splénique est encore moins étendue ; les ganglions cervicaux ont presque totalement disparu.

L'état général est plus mauvais : la température dépasse parfois 40 degrés, jamais elle ne descend au-dessous de 39°. Une huitaine de jours avant la mort, on constate la présence d'un foyer de broncho pneumonie à la base droite, une ponction exploratrice du même côté fait reconnaître l'existence d'une lame de liquide histologiquement hématologique.

L'examen cytologique donne 95 % de gros lymphocytes clairs et 5 % de polynucléaires.

La malade s'affaiblit de plus en plus ; la dyspnée devient extrême, et elle meurt dans le coma, le 8 octobre 1905.

— 55 —

FAITS CLINIQUES

Sur les 158 cas que nous avons relevés, on a pu comme nous constater que la guérison était rarement mentionnée, que même les améliorations affirmées par les auteurs n'étaient pas toujours définitives.

Quoi qu'il en soit, il est hors de doute que la radiothérapie, à laquelle on a déjà reproché d'être « le remède à tout », peut-être un peu trop à tort, nous semble-t-il, a dans les leucémies *chroniques*, et les chroniques seulement, tant myéloïde que lymphoïde, une action manifestement bienfaisante.

Cette action porte sur tous les symptômes observés. Nous allons les analyser.

1° *Action sur les symptômes généraux et fonctionnels.* Parmi les symptômes généraux, le premier en date observé est l'*asthénie progressive* : c'est aussi celui le plus souvent amélioré le premier par les irradiations. Il disparait en général vers la deuxième ou troisième semaine du traitement, quelquefois même avant que la diminution de la rate soit manifeste. Les malades recouvrent leurs forces et certains même heureux de ce résultat le plus palpable à leurs sens, se croient trop tôt guéris, abandonnent soit le traitement en entier, ou bien, quoique le continuant à rares intervalles, reprennent le travail et ne redeviennent fidèles à la radiothérapie que lorsque les symptômes réapparus aussi graves qu'auparavant, leur ont montré que la guérison n'était qu'apparente ; parfois alors il était trop tard.

L'albuminurie, des *œdèmes des membres inférieurs*, de la *dyspnée d'effort*, marchent de pair avec les modifications de volume de la rate qui agit sur eux, comme cause mécanique produisant de la compression intra-abdominale.

Certains malades ont présenté des troubles digestifs : *anorexie, vomissements, diarrhée*, dont la disparition a coïncidé dans tous les cas avec l'amélioration de l'état général, et par un enchaînement régulier, cette amélioration entraîne l'appétit : les malades se nourrissant mieux, augmentent de poids, et leur anémie est enrayée. Ce dernier caractère est exprimé par l'augmentation des globules rouges et de l'hémoglobine, augmentation qui n'est pas seulement due à l'action directe des rayons X sur le sang.

Quant au poids, les chiffres sont variables ; Bozzolo et Guerra ont vu un leucémique acquérir 15 kilogs ½ en cinq mois ; Joachim et Kurpjuweit ont noté 15 kilogs d'augmentation en trois mois et demi. Evans et Fried constatèrent aussi l'augmentation du poids.

A ce sujet il est un facteur qui doit entrer en ligne de compte : c'est la diminution des tumeurs et particulièrement de la rate ; cette diminution fait abaisser le poids du corps dans les premières séances d'irradiations, mais il arrive un moment où la rate et les autres tumeurs observées, quoique continuant à régresser, le poids du corps commence à augmenter dans de notables proportions ; cela se comprend aisément, puisque dès les premières séances de Rayons X, la nutrition comme les symptômes généraux est en général améliorée.

Pour Fried, l'augmentation du poids fut une fois de deux livres ; pour Hoffmann de 1 kilog en huit jours. De même le poids s'est élevé chez certains malades de Krause, dans un cas de cinq kilogs, dans un autre de dix kilogs. Lommel a constaté une diminution de deux kilogs au début, coïncidant avec la disparition de l'œdème et de la splénomégalie mais il a vu le poids primitif augmenté de 5 kilogs 700 à la fin du traitement.

Le malade d'Unverricht qui avait maigri de vingt livres dans les deux derniers mois de la maladie, avant d'être soumis aux rayons X, a gagné huit livres au cours du traitement.

En résumé, les constatations heureuses au sujet de l'augmentation du poids ont été faites dans tous les cas où s'est produit une amélioration notable de l'état général, et par contre, le poids est resté stationnaire ou même a diminué (8 kilogs, Krause), quand la radiothérapie n'a pas apporté avec elle de bienfaisants effets ou qu'elle n'a pas empêché l'évolution fatale.

Il est d'autres symptômes secondaires qui n'ont pas échappé à l'amélioration de l'état général : ce sont les *hémorragies* spontanées, sous-cutanées et muqueuses, plusieurs fois constatées, et aussi le *retour de règles*, dont la suppression tenait surtout à l'anémie dont les patientes étaient affligées. Maintes fois la radiothérapie, a eu à ce sujet d'excellents effets et d'une façon précoce.

Avant de terminer l'exposé de l'amélioration des symptômes généraux, nous parlerons des variations de la *fièvre* sur lesquelles Beaujard a particulièrement insisté dans sa thèse.

Tout d'abord, hâtons-nous de le dire, d'une façon générale, la fièvre diminue dans les deux ou trois jours qui suivent chaque séance d'irradiation pour reprendre les jours suivants.

Des exemples montreront mieux cette affirmation : Chez une malade du docteur Vaquez, suivie par Ch. Aubertin et

Beaujard « qui présentait de la fièvre avec frissons et température à 39°5 depuis plusieurs semaines, les *frissons* disparurent dès le lendemain de la première séance de 4 H sur
la rate, et les *élévations thermiques* dix jours après, pour ne
plus les retrouver qu'un an plus tard, après une longue interruption du traitement, due autant à la négligence de la
malade qu'à un certain degré de radiodermite de la région
splénique. Dès la première séance de reprise du traitement,
la fièvre tomba rapidement, les frissons disparurent. »

Nous avons dit plus haut, qu'une diminution de la température avait été notée au lendemain des séances ; c'est ce
que Barjon, Cade et Nogier observèrent dans leur cas per-
sonnel qui s'est terminé par la mort.

Bozzolo et Guerra dont le malade avait avant tout traitement 39° et 40°, virent la température s'abaisser à 38°5 le 8°
jour et à la normale au 4° mois.

Parfois au cours du traitement la fièvre qui avait tout d'a-
bord suivi une marche descendante, augmente de nouveau,
mais alors elle est le signe d'une affection intercurrente :
grippe, pneumonie, dothiénentérie, érysipèle, à laquelle le
malade succombe comme dans une observation d'Hoffmann
ou qui évolue normalement, le traitement étant alors supprimé, ainsi que l'ont constaté Lagriffoul et Riche dans une récente observation.

2° *Symptômes locaux.* — De tous les symptômes locaux
sur lesquels la radiothérapie a une action régressive, il con-
vient de noter en première ligne la *splénomégalie* ; c'est
presque toujours le symptôme qui est observé le premier
par les malades et c'est aussi le plus évident.

C'est surtout à la splénomégalie qu'est due cette augmentation du volume du ventre pouvant aller jusqu'à l'éventra-

tion, comme l'a constaté Senn dans sa deuxième observation.

Les dimensions données du volume de la rate au début du traitement sont très variables ; depuis la splénomégalie qui n'est pas palpable mais qu'on constate à la percussion, jusqu'à la splénomégalie caractérisée par une volumineuse tumeur occupant tout le côté gauche de l'abdomen, atteignant l'ombilic en avant, et au bas la crête iliaque, occupant même la fosse iliaque (Barjon, Cade et Nogier) tous les degrés ont été constatés.

Chez un malade de Beaujard, la rate dépassait l'ombilic à droite de six centimètres, s'étendait en arrière jusqu'à la région lombaire ; elle mesurait suivant l'axe longitudinal 38 centimètres et transversalement 21 centimètres ; elle était revenue à l'ombilic six semaines plus tard et mesurait 25 × 14,5 ; après quatre mois de traitement, elle était à 22 × 13 ; au bout de six mois à 17 × 11.

La régression de la tumeur splénique s'opère quelquefois précocement.

Bozzolo et Guerra ont obtenu une diminution considérable de volume dès le 5e jour.

Ironside Bruce constata après un mois de séances quotidiennes, et trois mois de séances quotidiennes une semaine sur deux, que la rate qui primitivement descendait jusqu'au pubis et était à un demi-pouce de la ligne médiane au niveau de l'ombilic, remontait alors à quatre travers de doigt au dessus du pubis et s'étendait à droite jusqu'à un pouce et demi de l'ombilic.

Avec Evans, la rate diminua de deux centimètres transversalement après six séances ; et dans un autre cas du même auteur, après avoir été à 3 centimètres 3/4 au dessous de l'ombilic elle disparait sous les côtes après trente-six séances.

En général, « dans les premières semaines du traitement, dit Beaujard, la *diminution est peu apparente*, car la paroi abdominale distendue revient sur elle-même et maintient la rate au contact des points de repère habituels et de l'ombilic. Le premier effet bien net est l'augmentation de la mobilité de l'organe, qu'on peut faire ballotter comme un rein déplacé. »

Beaujard se hâte d'ajouter « que la rate même revenue à son volume normal, en raison de la distension des ligaments, reste ptosée et mobile dans l'abdomen ; on la sent facilement par la palpation et une grande partie de l'organe déborde les fausses côtes. Il faut se garder de confondre, rate ptosée avec splénomégalie. »

Enfin certains auteurs ont signalé que lorsque la rate ne tend pas à régresser, elle diminue toujours de consistance.

De la diminution de volume de la tumeur splénique découle, nous l'avons dit, la disparition des symptômes subjectifs qui accompagnent la splénomégalie : douleurs, sensations de pesanteur, troubles digestifs par compression : ces symptômes disparaissent dès les premières séances, avant même que la diminution de la rate soit appréciable.

Ce n'est pas seulement sur la tumeur splénique qu'agissent les rayons X. Dans plusieurs cas, les auteurs ont noté en même temps de l'hépatomégalie, suivant elle aussi une régression le plus souvent parallèle à celle de la rate, même lorsque les *irradiations ne sont pas faites sur la région hépatique elle-même*.

Quant aux *adénopathies*, si nombreuses et si manifestes dans les leucémies lymphatiques, elles subissent elles aussi l'action des rayons Roentgen.

Krause signale dans deux cas de leucémie myélogène de très petits ganglions à la nuque, dans les aisselles, dans le creux sus-claviculaire.

Avec les *leucémies lymphatiques* les adénopathies sont

cervicales, parotidiennes, sus-claviculaires, axillaires, inguinales et abdominales. Les ganglions sont de consistance variable et quelquefois douloureux à la pression.

Leur volume va du volume d'une noisette à celui d'un œuf.

C'est l'excès de volume de ces ganglions qui provoque les sensations d'oppression et d'étouffement éprouvées par certains malades. Mais une faible dose suffit souvent pour en amener la régression : 4 H.

Tout d'abord on observe une diminution de la masse ganglionnaire et une plus grande mobilité des ganglions les uns sur les autres ; le malade a conscience de cette diminution de tension, comme d'ailleurs pour la rate, avant qu'il soit possible de démontrer par la mensuration la variation produite. Toutefois, au bout de quinze jours, elle est manifeste et l'on peut noter, au cou par exemple, une diminution de tour de 1 centimètre.

Les ganglions arrivent à disparaître presque complètement.

Beaujard a vu « le diamètre transversal du cou, mesuré en projection, diminuer en trois mois de deux centimètres avec une dose de 10 H (5 séances de chaque côté, les ganglions n'étant plus sensibles à la palpation. »

Il serait heureux que cette disparition des ganglions et de la rate fussent définitives, une fois acquises : malheureusement, il n'en est pas toujours ainsi. Des auteurs ont constaté que la rate ramenée par la radiothérapie à son volume presque normal, doublait de volume après quelques semaines d'arrêt de traitement pour reprendre d'ailleurs rapidement son volume après deux séances hebdomadaires ; de même, des ganglions, disparus au bout de trois mois, réapparurent après un mois d'arrêt, bien que le traitement fût continué sur d'autres régions.

Il suit de là que pour garder le terrain gagné, il faut continuer les irradiations pendant un certain temps après la disparition des tumeurs et encore n'est-on pas toujours assuré d'éviter des retours offensifs.

Nous en arrivons maintenant à l'étude des constatations cliniques capitales dans les leucémies, à *l'examen du sang*.

Cet examen a porté dans toutes les observations publiées sur les *globules blancs* et les *globules rouges*, quelquefois aussi sur la teneur en hémoglobine. Mais ce sont surtout les globules blancs qui ont attiré à juste titre l'attention et, le plus grand nombre des auteurs ont, dans leurs observations, étudié non seulement la *quantité* des *leucocytes*, mais aussi leur *qualité* ou mieux leurs diverses formes.

Nous examinerons d'abord les variations dans la quantité des globules blancs et des globules rouges sous l'action des rayons X.

Ces variations peuvent être considérables si on les considère comparativement au *début* et à la fin du traitement.

Dans un cas de Brown, le nombre des globules blancs — *leucémie myélogène* — est de 800.000 avant tout traitement par les rayons X. Il passe à 7.891 en six mois; il est vrai que pendant les premiers mois, le malade, concurremment avec les rayons X, subit la médication par l'arsenic et le fer et que l'on constata une augmentation des leucocytes quand on cessa le traitement arsenical. Dans ce cas, les globules rouges passèrent dans le même temps de 2.600.000 à 4.090.000.

Bryant et Crane, avec une leucémie myélogène, en un mois d'irradiations quotidiennes portées alternativement sur la rate et sur les os longs, voient leur formule leucocytaire passer de 3.500.000 à 5.000.000 pour les globules rouges et de 176.000 à 4.500 pour les globules blancs ; dans ce cas aussi, la malade prenait de l'arsenic sous forme de liqueur de Fowler et les auteurs la déclarèrent guérie un mois après.

Evans observe une leucémie myélogène qui, au début du traitement par les rayons X associé à l'arsenic et au fer, avait 2.250.000 globules rouges, 250.000 globules blancs et 50 % d'hémoglobine ; après un mois se séances quotidiennes de 15 minutes l'examen du sang donnait : Globules blancs, 82.500 ; Globules rouges 3.000.000 ; hémoglobine 60 %. Le traitement continue pendant 17 jours, après quoi, on supprime le traitement médical. A ce moment : Gl. R., 3.350.000 ; Gl. Bl., 26.000 ; Hémoglobine, 65 %. Le traitement est arrêté au bout de trois mois avec 62 séances au total et l'examen du sang donne cette fois : Gl. R., 3.600.000 ; Gl. Bl., 12.000. Hémoglobine, 80 %. La malade à ce moment est en excellent état général et reprend son travail. Un an après, elle se porte encore très bien.

Les plus fortes différences publiées sont celles des malades observés par Grawitz dans un cas de leucémie lymphatique : Gl. R., 1.000.000 ; Gl. Bl., 1.250.000 ; en 23 séances dans l'espace de quatre semaines et demie, cette formule devient : Gl. R., 2.000.000 ; Gl. Bl. 8.000 avec un état général très amélioré.

Joachim et Kurpjuweit : Leucémie lymphatique : 15 juin 1905, Gl. R., 2.500.000 ; Gl. Bl., 623.000 ; 21 septembre, Gl. R., 3.400.000 ; Gl. Bl., 6.300.

Il s'agissait dans ce cas d'un malade dont le poids augmente de 15 kilogs malgré la diminution de la rate.

Aubertin et Beaujard n'ont pas observé de variations aussi rapides ni aussi considérables ; un de leurs malades est passé en deux mois de 350.000 à 10.000 globules blancs, après avoir observé 100 H en 10 séances ; c'était un leucémique lymphatique. Dans deux cas de leucémie myélogène, ces mêmes auteurs n'observèrent *qu'après sept mois environ de traitement l'abaissement des globules blancs de 300.000 et 235.000 à un chiffre inférieur à 10.000.

Brown voit en 7 mois la formule suivante :

Polynucléaires	10 %
Myélocytes	10 %
Eosinaphiles	8 %
Mastzellen	8 %

devenir.

Polynucléaires	80 %
Lymphocytes	8 %
Basophiles	1 %
Formes de transition	2 %

Le malade d'Ironside Bruce présente une formule leucocytaire dans laquelle les myélocytes après cinq mois de traitement sont passés de 34,1 % à 23 %.

Dans beaucoup de cas, à la fin du traitement. les myélocytes sont encore au nombre de 10, 15 et 20 % et cependant l'état général est bon ; certains même étant considérés comme guéris. Les polynucléaires sont souvent au-dessus de la moyenne et atteignent 80 %.

Il faut noter aussi, comme l'a constaté M. Béclère (1) que dans la *leucémie myélogène* après *chaque séance* de traitement, il se produit une *augmentation* temporaire des globules blancs ; mais cette augmentation presque immédiate dans les premières séances, ne se produit plus que le lendemain et même plus tard dans les séances suivantes, et elle devient à un certain moment à peine perceptible. D'ailleurs l'amélioration de l'état général et la diminution de la rate et des ganglions indiquent de poursuivre le traitement pour le plus grand bien des malades.

On remarque qu'il y a là une question de doses ; les au-

_____

(1) *Société médicale des Hôpitaux*, 9 juin 1905.

teurs employant des doses plus fortes au risque de provoquer plus tôt la radiodermite, obtiennent une diminution plus accentuée de la leucocytose, sans augmentation passagère.

La *diminution des leucocytes, une fois établie*, se poursuit en général si le traitement est suivi régulièrement, et continue dans l'intervalle de deux séances hebdomadaires. Si les séances sont plus espacées encore, le nombre des leucocytes varie ; après un mois d'interruption il peut rester au même chiffre (Lommel).

Dans la *leucémie lymphatique*, il n'y a pas d'augmentation temporaire et la diminution des leucocytes paraît assez régulièrement progressive.

Il est intéressant d'observer maintenant les variations de la qualité de leucocytes.

Dans la *leucémie myélogène*, Arnsperger et Cramer signalent la *diminution des mononucléaires*, et l'*augmentation des polynucléaires, des lymphocytes* et des *normoblastes*.

Dans les *leucémies lymphoïdes*, il y a *diminution des lymphocytes*, mais, semble-t-il, diminution moins *apparente* et *moins rapide* que celle observée sur les *myélocytes* des leucémies myélogènes.

Il faut noter aussi la *disparition des globules rouges nucléés*.

Enfin nous n'aurons garde d'oublier de mentionner les variations des éléments de l'urine, qui ont servi à expliquer le mécanisme de destruction des leucocytes.

Quoique devant revenir sur cette question à propos du mécanisme des bons effets de la radiothérapie dans la maladie qui nous occupe, nous pouvons d'ores et déjà dire que l'*acide urique* augmente dans les premiers jours qui suivent une séance pour redescendre les jours suivants.

Tous les résultats cliniques que nous venons de passer en

revue ont trait aux leucémies chroniques soit myélogène, soit lymphatique.

Dans les leucémies aiguës, jusqu'ici on ne peut enregistrer d'aussi bons résultats, nous dirons même, on n'en a pas encore enregistré.

Capps et Smith ont publié deux observations l'une de leucémie lymphatique subaiguë et l'autre de leucémie lymphatique aiguë. Dans les deux cas il ne se produisit aucune modification de la rate ni des ganglions : quant aux globules blancs, ils diminuèrent d'un quart dans le premier cas et augmentèrent de près de six fois dans le second.

La mort arriva après six semaines de traitement dans le premier cas, après dix jours dans le second.

Un autre cas de Churchill se termine par la mort après 12 jours de traitement avec un état général aggravé et un examen du sang démontrant la diminution des globules rouges et l'augmentation des globules blancs.

Un malade de Sabrazès reçut neuf séances d'irradiation sans autre résultat qu'une légère diminution de consistance de la rate et des douleurs sternales.

TECHNIQUE

« Le mode d'emploi des rayons X dans les leucémies, est dominé, dit Beaujard, d'une part, par la nécessité de faire absorber des quantités assez considérable de Rayons X, d'autre part, par l'utilité de faire un traitement prolongé et par conséquent de ménager la peau, indépendamment des inconvénients parfois graves des radiodermites intenses. »

Il suit de là qu'on doit en principe faire les séances aussi rapprochées que le comporte l'intégrité de la peau, et faire absorber à chaque séance, la dose maxima.

L'irradiation doit porter sur les points malades, et comme ils sont ici très nombreux, on peut, à l'exemple de plusieurs radiologues, porter les rayons un jour sur une région, le lendemain sur une autre, le surlendemain sur une troisième, etc.

Mais il est bon de commencer et d'insister sur les organes tuméfiés rate ou ganglions, parce que ce sont ces organes qui par leur volume exagéré sont cause d'accidents dont les malades souffrent beaucoup et que ce sont ces organes qui sont le plus accessible aux radiations.

Bien entendu, il faudra soumettre au traitement radiothérapique tout l'appareil hématopoïétique, c'est-à-dire toutes les régions où se trouve la moelle osseuse et, en particulier, les points où la moelle est particulièrement active chez l'adulte, le sternum, les extrémités costales, les genoux et les coudes.

On trouve chez les auteurs des variabilités au sujet de la *fréquence* et de la *durée* des séances. Le plus grand nombre fait au début des séances quotidiennes ou tous les deux jours avec des interruptions de quatre à huit jours au bout d'une semaine, de deux semaines et même d'un mois.

Ce sont ceux-là qui ont obtenu les résultats les plus rapides au point de vue de l'amélioration sanguine.

Encore faut-il se guider dans ces cas sur la réaction de la peau et arrêter le traitement dès la moindre trace d'érythème persistant, à plus forte raison lorsque survient de la radiodermite grave.

La durée de chaque séance varie de cinq minutes à 20 minutes, mais en moyenne nous voyons le plus souvent limiter la durée des séances à 10 ou 15 minutes chacune.

Beaujard fait au début des séances hebdomadaires en employant des quantités de 4 H. Il y voit l'avantage de surveiller la réaction cutanée avant d'appliquer une nouvelle dose ; le traitement étant plus avancé, il éloigne les séances de quinze jours ; il a ainsi plus de sécurité encore.

Quant à la *qualité* des rayons, il y a avantage à employer des rayons pénétrants, puisque les radiations peu pénétrantes sont arrêtées par les téguments et épuisent inutilement leur action sur la peau.

Des ampoules réglables, en particulier les ampoules à osmo-régulateur de Villars, sont préférables ; on ne descend pas au-dessous des rayons n° 6 du radiochronomètre de Benoist et l'on pourra employer des rayons beaucoup plus pénétrants, surtout dans le traitement des extrémités osseuses et des rates volumineuses.

Certains auteurs recouvrent la peau au moyen de lames d'aluminium ou d'étain pour arrêter les rayons les moins pénétrants.

La distance qui doit séparer l'ampoule de la peau doit être

considérée, en ce qui concerne la profondeur de la lésion à atteindre. « La quantité de rayons reçus sur une surface est en raison inverse du carré de la distance qui la sépare de l'anticathode, et par suite la quantité reçue par deux points situés à distance constante l'un de l'autre est d'autant plus différente qu'ils sont plus près de l'ampoule. Ainsi la partie des rayons utilisés en profondeur est d'autant plus grande, par rapport à la partie nuisible absorbée à la peau, que la distance est plus grande. » (Beaujard.)

L'inconvénient est la durée de l'exposition, qui, par doses égales, varie en raison inverse du carré des distances. En pratique, il faut concilier ces deux desiderata opposés, employer les grandes distances pour les grandes surfaces et les petites pour les petites surfaces.

De combien doit être la durée du traitement ? A cette question, on ne peut répondre que d'une seule façon : on doit se lier à l'état du malade et n'abandonner le traitement que lorsque l'état général étant bon, l'examen du sang sera à là normale.

Mais n'oublions pas que peut-être on doit continuer ce traitement indéfiniment, à doses plus faibles et plus espacées bien entendu, car *il n'existe pas encore de guérison* absolument bien démontrée, et d'une part, les récidives observées, à longue échéance, après la suppression du traitement, d'autre part le maintien de la guérison obtenu par un traitement longtemps soutenu sont là pour guider notre jugement à ce sujet.

EXPERIMENTATION

Logiquement, il semble que l'expérimentation doit précé-
der la clinique. Dans la radiothérapie appliquée aux leucémies, il n'en a pas été ainsi ; ce n'est que plus d'un an après les
premiers succès entrevus en clinique dans ce cas pathologi-
que, que Heinecke (1) fit les premières recherches expérimen-
tales. Dans un mémoire d'ensemble (2) sur l'action globale
des rayons X sur les organes hématopoïétiques, il rappelle
les séries d'expériences qui lui ont permis de déterminer les
stades de cette action, le temps d'irradiation minimum suffi-
sant à la produire, et enfin la durée des lésions auxquelles
succèdent des phénomènes de régénération.

L'effet global des rayons est la disparition du tissu lymphoïde et la transformation graisseuse de la moëlle des os :
une série d'animaux (souris, cobayes, lapins), sont irradiés
de 5 heures à 18 heures en une séance ou en plusieurs séances consécutives ; on attend la mort des animaux, qui survient rapidement chez les sujets jeunes, plus lentement après
l'évolution de la radiodermite chez les vieux. Macroscopique-
ment, la rate est petite, l'intestin rempli de sérosité.

---

(1) Münch. Med. Woch, 1904, n° 31.
(2) Mitteil. aus Grenzgeb. der Med. u. Ch. 1904. XIV.

Au microscope, la rate est chargée de pigment ; les cellules de la pulpe sont rares ; on n'y voit que quelques cellules rondes, des cellules endothéliales et conjonctives et des macrophages ; les corpuscules de Malpighi ont presque disparu, on ne les reconnaît qu'à la disposition du tissu conjonctif autour des artères qui les contiennent, ils sont formés de cellules épithélioïdes à large protoplasma à grand noyau, disposées parfois en séries concentriques, rappelant les globules de certains cancers épithéliaux. Les ganglions lymphatiques présentent des lésions analogues ; ils sont pauvres en cellules, les follicules sont à peine visibles. Le tissu lymphoïde de l'intestin est touché de la même manière. Dans la moëlle osseuse, la graisse est augmentée, le nombre des éléments cellulaires est diminué, en particulier celui des lymphocytes et des mastzellen.

Les stades de l'action des rayons sont étudiés sur deux lots de cobayes. Dans le premier lot, les animaux sont sacrifiés immédiatement après la fin d'une séance d'une durée variant de 2 à 10 heures. Deux heures après une courte séance d'irradiation, les corpuscules de la rate contiennent, irrégulièrement disséminés, des grains sphériques de chromatine plus ou moins fins, lesquels d'après leur forme et leur situation sont manifestement des débris de noyaux. Côte à côte existent des zones claires dans lesquelles les lymphocytes ont, en grande partie, disparu pour faire place à des cellules épithélioïdes volumineuses.

Deux heures après, c'est-à-dire chez les animaux sacrifiés quatre heures après la séance de radiation, on ne trouve plus de grains de chromatine libres ; ils sont phagocytés par d'énormes cellules qui en sont littéralement bondées. Ces phagocytes qui se tiennent principalement dans la zone des cellules épithélioïdes. (zone bordante) ne restent pas indéfiniment dans le follicule. A un moment donné, ils disparaissent, s'en vont du follicule, si bien qu'au bout de 24 à 36 heures, on n'en trouve plus trace.

Les follicules de l'intestin et des ganglions lymphatiques, subissent une évolution parallèle.

La pulpe splénique montre d'abord une augmentation des éosinophiles et des polynucléaires, puis des cellules à pigments et des macrophages d'hématies (4 à 5 heures), puis le nombre des cellules diminue (10 heures).

Dans la moëlle osseuse, au début, il y a abondance des éosinophiles ; puis apparaissent des débris de chromatine (quatre heures) qui deviennent de plus en plus abondants et sont enfin absorbés par des macrophages. Après dix heures, il y a augmentation des cellules médullaires.

Dans le deuxième lot, les cobayes sont sacrifiés à des temps variables, après une même séance de 15 heures.

Dans la rate, les follicules disparaissent peu à peu, et 21 heures après la fin de l'irradiation, il est difficile de les voir, même au microscope.

Peu après l'irradiation, on trouve les figures déjà connues de débris lymphocytaires englobés par de grands phagocytes qui se disposent concentriquement au follicule (3ᵉ heure) et finissent par disparaître (21ᵉ heure). Les follicules, dépouillés de leurs lymphocytes, paraissent être formés de cellules « épithélioïdes » disposées en foyers concentriques. Plus tard (36ᵉ heure et suivantes) les lymphocytes envahissent de nouveau les follicules.

La pulpe splénique est pauvre en cellules dès la 3ᵉ heure après l'irradiation, particulièrement en polynucléaires, que l'on trouve en grand nombre dans les veines pendant les premières heures. Plus tard on trouve des macrophages à pigment et à globules rouges (60ᵉ heure).

Dans les follicules de l'intestin et des ganglions, les lésions, analogues, sont un peu plus tardives.

Dans les ganglions, les lymphocytes disparaissent des centres d'abord, puis des substances bordantes et persistent longtemps à l'union des deux substances. Les formations de débris chromatiniens et des phagocytes sont calquées sur celles de la rate. Dans la moelle osseuse, les débris chromatiniens apparaissent dans les premières heures. Les lymphocytes disparaissent bien tout d'abord (9 heures après la fin de séance), puis les autres cellules disparaissent et sont remplacées par de la graisse : toutefois, au début de cette transformation graisseuse, il y a un stade de congestion avec augmentation des polynucléaires et peut-être des éosinophiles.

Les mêmes vérifications sont faites sur un lot de souris blanches, irradiées de deux à quatorze heures et tuées après. On observe, en particulier, la même rapidité d'action sur le tissu lymphoïde. Les autres organes lymphoïdes réagissent de même, tel le thymus chez les jeunes chats.

Enfin Heinecke a déterminé, sur des chiens et des lapins, qu'*une séance d'irradiation d'un quart d'heure à cinq centimètres d'éloignement* était le *temps minimum* pour produire la fragmentation des noyaux lymphocytaires de la rate et l'apparition des phagocytes.

La régénération des organes, même avec des doses mortelles (16 heures et 27 heures chez des lapins), est rapide et presque complète en quatre à six semaines.

Quant à la composition du sang, qui doit être modifiée, en bonne logique, par cette action si marquée sur les organes hématopoiétiques, Heinecke en a constaté les variations.

Il a vu, en effet, sur un lapin irradié trois jours de suite, en tout 25 heures, le chiffre des hématies passer en quinze jours de 6.980.000 à 4.104.000, et celui des leucocytes tomber de 10.300 à 1.550, puis remonter, sept jours après à : Gl. R., 4.104.000 et Gl. Bl., 3.050. Il note, en outre, dans le pourcentage, une augmentation du chiffre des polynucléaires, tandis

que les mononucléaires diminuaient beaucoup, fait bien en
rapport avec l'action plus rapide et plus profonde des rayons
sur le système lymphoïde.

Milchner et Mosse (1) ont cherché l'effet de l'irradiation sur
la moëlle osseuse du lapin, et ont conclu que cet effet est uniquement limité aux cellules blanches, aussi bien lymphoïdes
que myéloïdes, mais que, par contre, les cellules de la série
rouge sont entièrement respectées.

Dans toutes ces expériences, la quantité de rayons X em-
ployée n'est donnée que d'une façon approchée, c'est-à-dire
par les dimensions de l'inducteur, le temps d'exposition et la
distance de l'anticathode à la peau.

Ch. Aubertin et Beaujard ont cherché à préciser les doses
susceptibles de provoquer des réactions en employant le ra-
diochromomètre d'Holzknecht et à se rapprocher des doses
employées en radiothérapie.

« Les rayons X, disent-ils (2) agissent plus ou moins sur
tous les tissus de l'économie, mais surtout sur les organes
hématopoïétiques ; cette action est en quelque sorte élective,
puisque plus intense et immédiate ».

D'après eux, l'irradiation *totale* des animaux produit une
leucocytose immédiate. Ainsi, chez une souris, dix minutes
après la fin d'une séance de 6 unités H (durée : un quart
d'heure) le chiffre de 19.200 fut constaté, c'est-à-dire qu'il y
avait une augmentation de 12.000 globules blancs.

Chez un cobaye, une *séance de 10 heures* provoque une leucocytose qui débute pendant la séance même, atteint son *acné*
(21.000) *trois heures après* la fin de cette séance, puis diminue
rapidement pour revenir au *chiffre normal huit heures après*.

(1) Berl. Klin. Woch. 1901, n° 19.
(2) Société de Biologie, 4 février 1905.

Cette leucocytose porte exclusivement sur les polynucléaires : ainsi, chez un cobaye, le nombre absolu des mononucléaires ne monte que de 4.700 à 5.200, tandis que celui des polynucléaires monte de 3.700 à 12.700. Après une seule séance on note qu'un certain nombre de leucocytes sont en histolyse, et les lésions portent à la fois sur le corps protoplasmique, sur les granulations et sur les noyaux.

L'irradiation partielle d'une portion très limitée du tissu lymphoïde (par exemple un seul fémur), produit, chez le lapin, une leucocytose très appréciable, quoique moins intense, d'ailleurs passagère et bientôt suivie de *leucopénie* (avant, 7.200 ; une heure après la séance, 14.100 ; six heures après 7.200 ; le lendemain, 4.100).

Cette leucocytose est encore dans ce cas une polynucléose.

Si l'on répète, à intervalles réguliers, les séances d'*irradiations toujours localisées*, à un segment de membre, on observe, après chaque séance, une *nouvelle poussée leucocytaire* de plus en plus forte. Cette poussée est d'abord purement une *polynucléose* ; mais bientôt, il s'y joint une *myélocytose* (formes de transition et mononucléaires granuleux, globules rouges nucléés) ; — les phénomènes d'histolyse sont plus intenses et portent surtout sur les mononucléaires.

Les hématies diminuent légèrement de nombre et présentent une légère poïkilocytose.

Si l'on sacrifie l'animal au moment où la myélémie est intense, on observe une *dégénérescence graisseuse manifeste* de la moelle irradiée, qui contient une beaucoup moins grande quantité d'éléments granuleux que la région correspondante du côté sain : les cellules primordiales et les globules nucléés restent en nombre égal.

C'est en expérimentant avec un lapin qui subit cinq séances quotidiennes de 6 H chacune, qu'Auberlin et Beaujard ont obtenu les résultats ci-dessus.

Si l'irradiation est plus intense et plus prolongée (par exemple, 10 séances quotidiennes de 10 H chacune, toujours sur un seul fémur), on observe, après les phénomènes déjà décrits, des poussées myélémiques encore plus intenses et assez irrégulières. Elles sont d'abord purement leucocytaires, mais bientôt, en même temps que le chiffre des globules rouges commence à baisser très notablement, qu'ils présentent une poïkilocytose et une polychromatophilie très marquée, qu'apparaissent des globules nains et des globules géants, la leucocytose s'accompagne d'une poussée considérable d'hématies nucléées (25 pour 100 leucocytes). A ce moment, le chiffre total des leucocytes est moins grand, et la proportion des leucocytes en hystolise, si élevée pendant la première période, peut diminuer considérablement, probablement parce que ces formes ont été détruites.

Enfin, le nombre des leucocytes baisse peu à peu, et l'on peut observer une véritable leucopénie (3.800). Si l'on sacrifie l'animal à cette période, la moëlle qui a été irradiée est jaunâtre, graisseuse et dégénérée, tandis que la région correspondante du côté opposé est rouge et en pleine activité. Elle ne contient plus que des débris de globules rouges à peine reconnaissables, des globules nucléés en assez grande abondance, quelques mononucléaires non granuleux, mais plus de myélocytes ni de polynucléaires.

Le reste de l'appareil myéloïde est en suractivité, surtout marquée pour la série rouge (proportion des normoblastes plus considérable qu'à l'état normal, et la rate est en transformation myéloïde totale et complète avec la même prédominance de globules rouges nucléés.

« Faut-il donc voir dans ces phénomènes une simple hyper-
« trophie compensatrice ou une suractivité d'ordre cytotoxi-
« que provoquée par la destruction massive d'un grand nom-

« bre de leucocytes ? Nous penchons pour cette dernière hy-
» pothèse », terminent MM. Aubertin et Beaujard.

Helber et Linser (1) ont étudié, eux aussi, l'action prolongée de l'irradiation sur les globules sanguins, et ont obtenu
non seulement la leucopénie, mais encore la disparition du
sang des leucocytes, circulation sans altération de l'état général. Ils ont noté la prédominance de l'action destructive des
mononucléaires, et en particulier sur les petits lymphocytes,
mais ils n'ont pas recherché les phénomènes immédiats.

Ils ont remarqué la diminution des globules rouges, l'existence d'hématies irrégulières, de microcytes, de globules poly-
chromatophiles, d'hématies nucléées et de *poussées hémato-
blastiques irrégulières*. En somme, la production d'une anémie simple. Les organes hématopoïétiques étaient très pauvres en cellules.

De plus, ils ont noté chez la plupart des sujets, l'existence
de néphrite avec *albuminurie* et l'ont vérifiée à l'autopsie.

(1) Münch. Med. Woch. 1905, n° 115.

PARALLÈLE ENTRE LA CLINIQUE
ET L'EXPÉRIMENTATION

Les phénomènes hématiques observés chez l'animal présentent des analogies frappantes avec les réactions du sang leucémique.

C'est surtout au cours de la leucémie myéloïde qu'une observation minutieuse permet de vérifier une polynucléose immédiate comme chez l'animal, puis des poussées irrégulières analogues à celles des lapins irradiés localement pendant quelques jours, et enfin la diminution des leucocytes correspondant à la leucopénie terminale.

« Chez le malade de l'observation 154, quelques jours avant la première séance, c'est-à-dire immédiatement avant la seconde séance, le nombre des leucocytes était tombé à 102.000. Un examen, fait trois quarts d'heure après la fin de cette dernière séance, donna le chiffre de 131.000, montrant ainsi une augmentation presque immédiate de 30.000 globules blancs. Huit jours plus tard, le chiffre avait baissé de nouveau et était à 108.000. Huit jours après la troisième séance, il était tombé à 79.000. L'examen du sang, *fait alors toutes les deux heures*, donna, après la quatrième séance, les chiffres suivants : avant la quatrième séance, 79.200 ; à midi (un quart d'heure après la fin de la séance), 74.400 ; *à deux heures*,

90.000 ; à quatre heures, 91.000 ; à six heures, 105.000. Le lendemain matin, le chiffre des leucocytes, vérifié plusieurs fois, avait presque doublé et s'élevait à 191.000. Le surlendemain il était tombé à 88.300 pour continuer à baisser encore les jours suivants : 73.000, 84.000, 61.000. » (Beaujard.)

Cette augmentation, parfois énorme des leucocytes, est due, non pas aux myélocytes, mais surtout aux polynucléaires adultes.

« Ainsi, ajoute encore Beaujard, le sang, qui, avant le traitement radiothérapique, comptait, sur 112.000 leucocytes, 34 % de polynucléaires, 65 % de myélocytes (parmi lesquels nous comprenons les cellules de Türck) et 0,6 % de lymphocytes et mononucléaires dits lymphogènes, présentait, le lendemain de la troisième séance, où le chiffre total était 109.000, une formule très différente : 52 % de polynucléaires, 47 % de myélocytes, 0,3 % de lymphocytes. Le surlendemain (73.000), la forme était revenue à peu près aux chiffres antérieurs.

Guerra (1) et Ancuna, à l'Institut du professeur Costa, à Buenos-Ayres, ont observé les mêmes phénomènes dans des cas de leucémie myéloïde.

Il n'y a là qu'une réaction banale qui n'emprunte son intérêt qu'à la grande quantité de tissu myéloïde irradié, mais de même qu'on le trouve chez l'animal, elle existe aussi chez l'homme en dehors de la leucémie myéloïde.

Dans un cas de leucémie lymphoïde, A. Herz (2) a signalé, avec 496.000 Gl. bl., 92 % de lymphocytes, une ascension atteignant 763.000 Gl. bl. 4 heures et demie après la séance, pour retomber à 576.000 Gl. bl. 7 heures et demie après. Le tout sans variation du pourcentage.

(1) *Gazetta degli Ospedali*, 7 août 1904.
(2) Wien. Klin. Woch. 1905, n° 8.

De plus, dans la leucémie myéloïde, où la proportion des cellules particulièrement sensibles aux radiations est moindre. 20 à 50 % de myélocytes en général. l'amélioration du pourcentage est précoce et précède souvent l'abaissement du chiffre des leucocytes. Dans la leucémie lymphoïde, où les cellules particulièrement sensibles sont extrèmement nombreuses, 90 à 95 et 99 % de lymphocytes, l'amélioration qualitative est au contraire tardive, elle n'est bien nette qu'après la leucopénie.

Comme chez les animaux irradiés, le sang des leucémiques traités présente des changements des globules rouges, mais poussés à un moindre degré chez l'homme.

Quant aux lésions provoquées expérimentalement chez l'animal. telles que les a décrites Heinecke, peu d'auteurs, entre autres Krause, les ont retrouvées en leurs pièces d'autopsie ; d'ailleurs leurs descriptions histologiques sont en général brèves.

En somme, les constatations anatomiques n'ont pas été suffisamment observées et développées pour que nous puissions dire qu'elles concordent avec les résultats hématologiques qui, eux, sont identiques à ceux observés dans l'expérimentation.

Il reste maintenant à expliquer le mécanisme de ces résultats, c'est ce que nous allons faire brièvement.

MECANISME (1)

La diminution des leucocytes, fait capital et conséquence de la radiothérapie dans les leucémies, a été interprété de diverses façons :

Rosembach prétend qu'il ne s'agit pas d'insuffisance des organes leucoplastiques ; pour lui, il s'agit d'un phénomène d'inhibition, non d'abolition de la fonction génératrice des leucocytes, phénomène d'inhibition venant des organes hématopoïétiques.

Pour Rœmoczy, les rayons X, au lieu d'avoir une action destructive sur les globules blancs, agiraient par diffusion et par absorption. Hoffmann aussi, croit qu'on ne peut parler de destruction directe du tissu lymphoïde et hématopoïétique.

Pour Arneth, et il prétend en avoir fait la preuve, il y aurait seulement diminution de la « consommation ».

Malgré ces divergences d'opinion, la majorité des auteurs, en France surtout, admet qu'il s'agit bien d'une destruction

---

(1) Les documents qui nous ont servi à rédiger en partie cet article, ont été puisés en grande partie dans une revue italienne, dont notre ami Orsoni a bien voulu nous traduire les articles qui nous étaient nécessaires. Nous remercions bien sincèrement notre obligeant traducteur.

leucocytaire et, ce qui le montre, c'est l'augmentation de l'acide urique proportionnelle à la diminution des leucocytes et la présence dans le sang circulant de formes dégénérées.

Le mécanisme de l'action sur les globules rouges est plus complexe : il s'agirait, pour expliquer la destruction des hématies, de phénomènes hémolytiques produits par l'action des substances sécrétées par les macrophages, car on a trouvé fréquemment ces cellules avec grande abondance dans le sang circulant des leucémiques traités.

En somme, l'action des rayons X dans la leucémie n'est point différente des effets de l'expérimentation. Les bons résultats qu'on obtient sont fortuits, en quelque sorte, le traitement est palliatif : il n'attaque point la cause inconnue de la leucémie. Son succès est dû à son action sur les cellules, il est transitoire comme les cellules elles-mêmes. Aussi, au renouvellement cellulaire incessant du processus leucémique, doit-on opposer sans cesse de nouvelles irradiations.

CONCLUSIONS

1° La radiothérapie est jusqu'ici le seul traitement qui ait donné de bons résultats dans les leucémies chroniques.

2° Ces résultats sont :

A. — L'amélioration de l'état général (suppression des douleurs, des œdèmes, de l'albuminurie, disparition de l'asthénie et augmentation du poids.

B. — La disparition de la fièvre et de ses symptômes concomitants (baisse de la température, suppression des frissons et des sueurs).

C. — La diminution considérable et même la disparition des symptômes locaux, c'est-à-dire des tuméfactions ganglionnaires, spléniques et hépatiques.

D. — Enfin le sang leucémique perd ses caractères pathologiques : les globules rouges augmentent ainsi que l'hémoglobine, tandis que les leucocytes baissent et l'amélioration qualitative, précoce dans la leucémie myélogène, plus tardive dans la leucémie lymphatique, peut ramener la formule leucocytaire à la normale.

Les rayons X n'ont donné aucun résultat dans les leucémies aiguës et même subaiguës.

Les résultats fournis par l'examen du sang chez les leucémiques chroniques soumis à la radiothérapie, sont en tous points semblables à ceux observés dans le sang des animaux sains, sur lesquels on a fait des irradiations : dans les deux cas, il y a production à dose faible d'une polynucléose immédiate et passagère suivie de leucopénie ; la destruction leucocytaire porte surtout sur les mononucléaires ; le taux des hématies baisse momentanément.

A doses plus fortes la leucopénie et la baisse des hématies tendent à devenir permanentes.

Quant aux tissus lymphoïdes et médullaires, le premier est en partie détruit, à doses faibles ; il l'est tout à fait à dose élevée ; simplement en réaction à dose faible, le tissu médullaire est lui aussi détruit à dose élevée.

Les bons effets de la radiothérapie dans les leucémies peuvent être obtenus sans radiodermite grave ; ils ne peuvent être maintenus que par un traitement longtemps et peut-être indéfiniment prolongé.

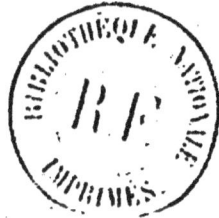

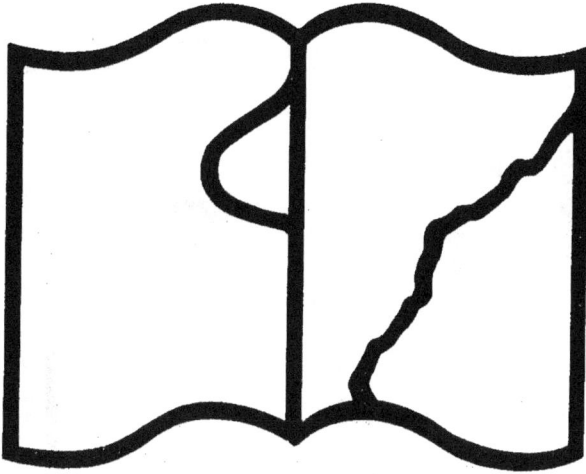

Texte détérioré — reliure défectueuse

NF Z 43-120-11

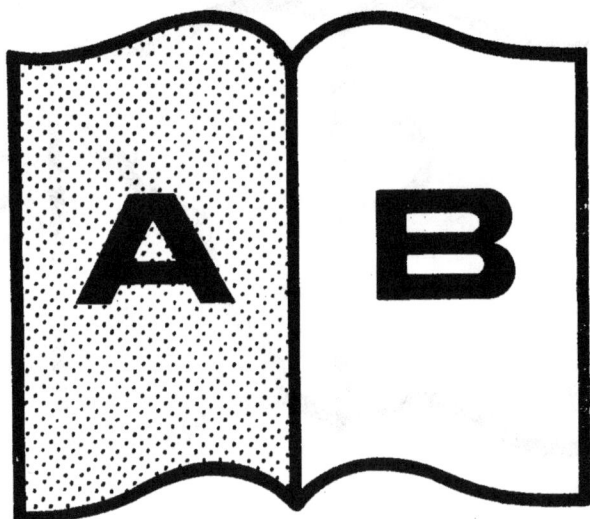

Contraste insuffisant

NF Z 43-120-14